临证讲记

刘力红 著

全国百佳图书出版单位

中国中医药出版社

·北 京·

图书在版编目（CIP）数据

临证讲记 / 刘力红著 . -- 北京：中国中医药出版社，
2024. 12
ISBN 978-7-5132-8900-9

Ⅰ. R249.7

中国国家版本馆 CIP 数据核字第 2024W8N134 号

中国中医药出版社出版

北京经济技术开发区科创十三街 31 号院二区 8 号楼
邮政编码　100176
传真　010-64405721
北京盛通印刷股份有限公司印刷
各地新华书店经销

开本 710×1000　1/16　印张 10　字数 110 千字
2024 年 12 月第 1 版　2024 年 12 月第 1 次印刷
书号　ISBN 978 - 7 - 5132 - 8900 - 9

定价　68.00 元
网址　www.cptcm.com

服 务 热 线　010-64405510
购 书 热 线　010-89535836
维 权 打 假　010-64405753

微信服务号　zgzyycbs
微商城网址　https://kdt.im/LIdUGr
官 方 微 博　http://e.weibo.com/cptcm
天猫旗舰店网址　https://zgzyycbs.tmall.com

如有印装质量问题请与本社出版部联系（010-64405510）

前 言

　　这本《临证讲记》的文字，来自十多年前同有三和于南宁桃园饭店起步时所开设的"同有三和中医经典课程"临床带教部分的录音整理。

　　由我主讲、我的学生们辅助的"经典课程"总共开设了十六期，其中每一期的一个重要环节就是临床带教。

　　临床带教采取公开形式，就是直接把患者带到教室，从问诊开始，直到病情分析、处方用药。

　　整个过程有我很清晰的内容，有我心里很有底的内容，也有不大清晰、心里没底的内容。有的开始理不清头绪，讲着讲着头绪就出来了。

　　总之，这一切都是"裸呈"，完全地展现给学人，而这恰恰是每位参课学人比较中意的环节。

　　因为这个过程除了切身参与以外，往往每一个提问或每一步治疗的打磨拟订，有的也许正好在学人的期许之内，有的则具有颠覆性。

　　正是这般或惊喜，或疑惑，或失落的往往来来，学人们在临证上获得了不同程度的成长。

回顾我自身的临证，大约经历了三个阶段。

其一，是跟随李阳波师父的阶段。阳波师父是一位理性能力极强的贤达，凡事多从理入，以理摄事，临证亦不例外。跟随这样一位先生，自然于此颇多受益。然而理入一门，其于悟性要求亦高，我们几位常侍师临证的弟子，每到处方环节，多有疑惑或失落。因为师父虽崇仲景，然临证所用每随心化裁不守成方，这是我们不易企及的。

其二，阳波师故后，我于理继续深入，事上则紧守六经辨证，以经方化裁出入。

其三，2006年拜入卢门后，随崇汉师修习仲景钦安卢氏之学，以"阳主阴从"之扶阳观为见，临证虽仍不离"观其脉证，知犯何逆，随证治之"，然辨证的安立在人而不在病，真正体现了中医治人的大法大则。临证立法，由表入里，由上而下，渐趋本源。虽非人人皆愈，然因次第井然，故临证无论大病小病，心中多有定见。

　　本讲记的文字整理由我的学生黄靖、赵江滨医生及同事老才共同完成。文字送到我手里是两年前的事，当时略略浏览之后，感觉这只是些临床带教的记录，从病案的角度来说，既不完整，也不系统，用以结集成文出版，觉得没什么必要。

　　于是这些文字就这样在手机里封存了近两年的时间。尽管黄靖医生不时在提醒，甚至小心翼翼地催促，我都没当回事。直到不久前她又一次正式向我提及此事，谓这些记录虽不似传统医案那样完整，仅有一个阶段甚至一次的诊治，但其中给出的思路却可启迪学人，于学人临证视野的拓展是有裨益的。

　　我反过来一想，既然经典课程的这个环节颇受参课诸同仁喜爱，有的甚至为了这一环节多次参加课程，那么以文字的方式呈现出来，或许真能有助于读者获益。

　　于此不决之际，我又将文档发给中国中医药出版社《中医师承学堂》主编刘观涛先生，请他给些建议。不料观涛对讲记的文字给予高度肯定，并曰："以案的形式展现理法方药，既不失于传承的古风，又能如实地记录临证某一阶段的全过程，于学人而言更有非常的意义。"

　　有鉴于此，我遂对随机所选十则案例所讲文字做了逐字疏理，并以"临证讲记"名之，期能不负黄靖、江滨、老才三位同仁的辛勤付出，亦能为有缘的读者在临证上开一孔天地。

刘力红

甲辰三月（劳动节）于北京

目 录

第一节

临证察机：
百病当先解表

一　病史简要回顾

● **孙某，女，37岁。**

● **西医诊断：皮肌炎。**

患者病起于 2005 年 7 月，初见纳呆、口疮频作，后现双下肢关节疼痛，活动障碍。疼痛渐渐蔓延到上肢和掌指关节，面部皮肤溃烂。桂林当地某医院诊断为皮肌炎，先后住院两次，以激素治疗为主。治疗持续 3 年，其间激素从每天 8 颗开始用，慢慢减量，直至症状基本改善后停药。

停药 1 年多后复发，于 2010 年年初又出现上肢活动障碍，抬举困难、疼痛，无法自行穿衣。活动后能缓解，但是关节处仍然有障碍感，下蹲不灵活。当年下半年进展至周身关节疼痛，且疼痛程度加重，晨僵，双膝无法下蹲，就医诊断为皮肌炎和类风湿关节炎，遂重新使用激素治疗。

经治疗 4 个月后，感觉作用不明显，伴见月经紊乱，甚至闭经，遂开始寻求中医治疗。曾于 2011 年 6 月底、9 月及 10 月三次就诊于我处，服中药后月经已恢复正常，关节疼痛仍较明显，下午稍能缓解，行经时关节疼痛加重，食欲不佳。现激素仍在服用，2 片 / 天。

（二）补充诊断细节

刘力红： 现在主要是哪些关节痛？哪一些关节疼痛最厉害？

患　者： 膝关节、手关节最痛。这段时间坐久就背痛，整个背部很难受。

刘力红： 头痛吗？脖子有没有不舒服？

患　者： 没有头痛，脖子没有不舒服。就是关节痛，下蹲疼痛。手也伸不直。（伸手，指关节变形）

刘力红： 全身有酸痛的感觉吗？

患　者： 没有。

刘力红： 怕冷吗？

患　者： 倒不是很怕冷。

刘力红： 出汗的情况怎么样？

患　者： 原来都不出汗的。吃了你开的药以后，运动一下或者走路就会自然出汗，感觉出汗还算正常。

刘力红： 肚子、胃有没有什么不舒服？

患　者： 没有。有一段时间胃不是很舒服，但是吃了一段时间稀饭就好多了。

刘力红：食欲怎么样？吃下去能够消化掉吗？

患　者：食欲不是很好，特别是那种看上去很油腻的东西，就更加没什么胃口，看着就不想吃。

刘力红：吃下去会不会腹胀？

患　者：不会胀。这一段时间就有点拉肚子。

刘力红：怎么个拉法呢？拉多长时间了？

患　者：反正就是拉稀，有时候一天两三次，有时候一两次。有五六天了吧。

刘力红：这五六天之前大便怎么样？

患　者：每天早上正常解一次，但是好像总是解不干净。

刘力红：月经怎么样？

患　者：月经第五、第六天时量特别多，其他时间几乎就很少很少。

刘力红：月经是不是一开始下不来？

患　者：对。到了后面就多一点点，颜色有点暗红。

刘力红：月经整个量还是正常的？

患　者：比正常量少一点。

刘力红：现在每个月都可以来月经了？

患　者：对。正常来了。

刘力红：来月经的时候肚子痛吗？除了关节痛之外。

患　者：肚子不痛，腰也不酸。

刘力红：月经几天干净呢？周期规律吗？

患　者：月经八九日才干净。周期提前或推后一星期。

刘力红：皮肌炎复发以后月经才乱的，是吧？

患　者：对。

刘力红：睡眠怎么样？

患　者：睡眠还可以。

刘力红：其他还有什么不适？

患　者：早上容易干呕，刷牙的时候牙齿出血。

刘力红：不刷牙也干呕？干呕有多长时间了？

患　者：对。干呕也就是这几天吧，原来有一段时间干呕，后来吃了你开的药就好多了，现在又开始出现了。

刘力红：口腔有什么问题？

患　者：有的时候左侧牙会痛，早上起来嘴巴张不开，有时候只能张开一点。到下午才能正常张开一点。有时候早上起来喉咙痛，也是到了中午之后自行缓解。它就跟随着关节疼痛的程度加重或者减轻。

刘力红：咽喉痛多长时间了？咳嗽吗？

患　者：大概有半年了。不咳。

刘力红：胸闷吗？

患　者：不闷。前段时间心跳快，这段时间心跳还蛮好的。

刘力红：早上起床口苦吗？

患　者：不苦。

脉象：脉象浮紧，尤其是右脉的浮紧比较明显。左脉没有右脉典型的浮紧象，但左关脉是浮的。六部脉重取都不足，左肾脉重取滞，不流利。

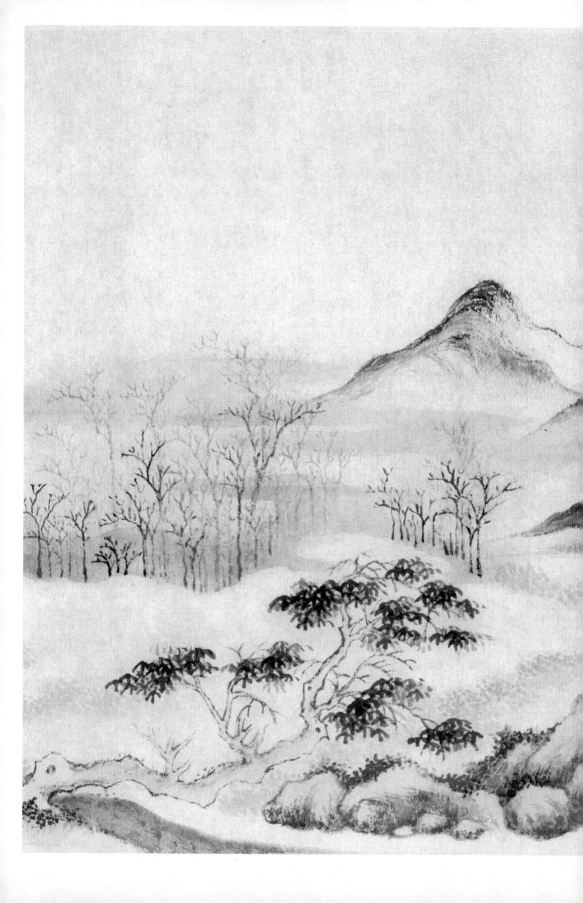

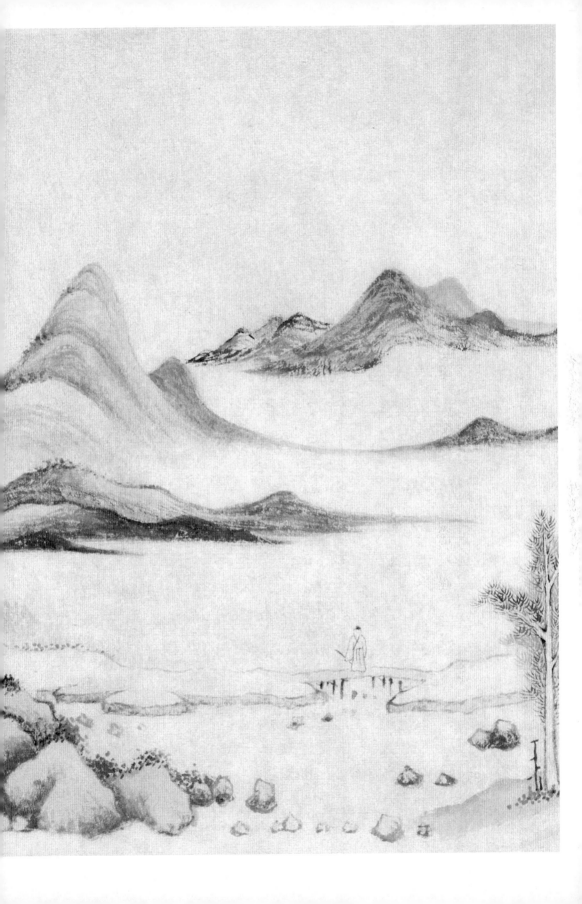

（三） 临床带教现场

经过前面的问诊、号脉和看舌象，接下来，我先总结一下病史。

这个病西医诊断为皮肌炎，属于免疫性疾病，常规手段是以激素治疗为主，刚起病时候的治疗效果比较理想，激素使用 3 年之后各种情况就慢慢好转了，但是停药 1 年多以后又复发，而且复发的症状程度甚于从前。

现在的诊断又合并了类风湿关节炎，雪上又加了一点霜，复发后还是激素治疗，但这一次的效果就没有前面理想，关节疼痛没有缓解，连带月经也乱了。

在这种情况下，患者在 2011 年 6 月，找到我们治疗。这半年的时间里，我给她看过两次半，其中一次不是本病，是她的月经不调，所以严格来说针对本病的治疗只看过两次。后来我的学生黄靖医生接着治疗，患者关节疼痛有所缓解，月经也开始正常。说明目前这半年的治疗是有收获的。

患者现在的主要情况还是关节疼痛。早上起来痛得比较厉害，午后缓解，经期疼痛比较厉害。此外，还有咽喉痛和背痛。近一周又出现纳呆，不想吃饭，连看到油腻的东西都不适。拉肚子，一天两三次。早上干呕。月经开始来的时候不太顺畅，五六天才能下来，行经期比较长，持续了八九天。

当前的脉象浮紧，尤其是右脉的浮紧比较明显，左脉没有右脉典型的浮紧象，但左关脉是浮的。六部脉重取都不足，左肾脉重取滞，不流利。

那么，这个病我们怎么来看？

按中医的认识，关节痛肯定就是一个痹证。《素问·痹论》中记载："风寒湿三气杂至，合而为痹也。"如果就按照经文所说的痹证下手，可能我们一股脑就会开出来某些治关节病的经验方药。但是，对任何一个患者，都不要忘记"临证察机"这个重要环节。

"临证察机"的提法出现在陈存仁所编《皇汉医学丛书·医诫》："医有上工，有下工。对病欲愈，执方欲加者，谓之下工。临证察机，使药要和者，谓之上工。夫察机要和者，似迂而反捷。此贤者之所得，愚者之所失也。"希望大家能把原文背诵下来，时时提醒自己，如果都能习惯于临证察机，那就可能慢慢往上工的路上去了。

临证察机，百病当先解表

从刚才的问诊来看，患者目前的问题确实太多了。

但很显然她有太阳证，为什么这么说呢？因为她的脉浮紧。

另外，干呕、纳呆、腹泻也都可以看作是太阳证的表现。太阳受寒邪束缚，输布水液的功能受阻，容易生湿，所以纳呆、腹泻；另外，阳气外出御邪，正邪相争会出现呕逆。当然其他经也可以出现上述症状，但结合本病的实际，干呕、纳呆、腹泻是因为太阳受了寒而引起的连锁反应。这样就显得她不是很纯粹的太阳病而容易被忽略，所以临床辨证的时候就要很细微，正如《大医精诚》里面所讲："详察形候，纤毫勿失。"

如果没有辨证，可能一看到痹证，直接就治到里面去了，或者在治疗痹证的方子里面，加上一两味开胃的药就完事了。

但是这样一来，对于整体的治疗实际上就是一个失误，这个失误将会带来延误病情的后果。这是我们医者需要注意的。

所以，临证必须要察机，察机就要"开眼"，开眼意味着知道先后的次第，而不是眉毛胡子一把抓，正所谓"知所先后则近道矣"。

虽然这个病显现是以关节病变为主，是中医所讲的痹证，但是在当下，很明显的问题就是她有太阳的表证。

百病当先解表，表邪没有去掉，就直接去治里，直接去用川乌、草乌不但不会有作用，反而会起反效果。

因为，如果太阳的问题没有处理好，它就会衍生出一系列的问题，包括痹证也是这样。比如风湿性关节炎，往往是开始的时候咽喉痛，最后才发展至关节的症状，这是因为太阳表的问题没有得到解决才深入到太阳里的。

从伤寒六经的角度来说，痹证也是一个太阳病。为什么仲景把痹证放在太阳病这个系统？其中提到的桂枝附子汤、甘草附子汤等都是治疗痹证的主要方法。

太阳之为病，脉浮，头项强痛而恶寒。从提纲条文可以看出来，强、痛是太阳证的重要特点。而这个患者的关节强直、变形，都具足僵和痛的特征。所以，痹证、类风湿关节炎，甚至皮肌炎从六经上去归属，应该归在太阳——只不过是由太阳的表深入太阳的里面去了，太阳的里就是少阴，就跟少阴联系起来了。这个病实际上就是风寒入了骨，最后演变成痹证。所以肾部的脉是滞的、不流畅的，符合她当前的病机特点。

如果太阳的表不去掉、不解除的话，那么解决太阳里的时候就会受到掣肘。所以我们要去反思，为什么疾病会缠绵难愈？很多情况就是因为没有察机，颠倒了治疗次序，使邪伏藏起来了。

所以，百病当先解表，当下对我们最重要和够得着的地方就是太阳，要去化解太阳的表，治疗准则是开太阳。下面，我们就给她处方。

【处方】

桂枝尖 20g	苍术 15g	广藿香 15g	白芷 15g
陈皮 15g	法半夏 20g	茯苓 15g	南山楂 20g
石菖蒲 20g	小茴香 20g（炒）	生姜 50g	炙甘草 5g

5 剂，水煎服。

这个方主要就是解她的太阳。

为什么用藿香（广藿香）呢？因为藿香性苦温，燥湿化浊。患者受了寒，太阳不开，她的太阳本身就是有问题的，不过是偏在里，所以当太阳表气一闭，水湿的流动就会有问题，就会影响到中土的升降，引起干呕和下利。这个时候用一点藿香，对于干呕和腹泻都有好处。

另外，用小茴香稍微温一温里，因为她的太阳表不是典型的恶寒、发热。

证越典型，用的药要越少，单纯的开太阳、解太阳就行。当不太典型的时候，我们反而可以稍微复杂一些，所以这个方子用意大体如此。

估计 5 剂药之后，患者的太阳表寒就会解掉。

如果我们 5 天之后再去号她的脉，右脉的浮紧应该就会消除。

随证治之，后治本病

随着右脉浮紧解掉之后，干呕、不想吃饭、腹泻这些问题就会迎刃而解，一般情况下估计 5 剂药就够用了。

按道理来说，我们这个药只能开 5 天，5 天之后她回来复诊，然后我们再号脉，"观其脉证，知犯何逆，随证治之"，这是比较理想的诊疗模式。但是患者是外地人，专程从桂林来的，恰逢现在又是春运，出行不容易，再加上预约我看病又非常困难，有的可能半年都预约不上一次。所以，一般外地的患者，而且治疗需要比较长时间的，我们勉为其难再开第二个方子。

这第二个方子就假设第一个方子已经解决了太阳的表寒，饮食基本恢复，也不腹泻、干呕了，那么下一步就要去治她的本病——太阳痹证。

如前所述，我们分析患者的病情，已经从太阳之表深入少阴，已经到骨上了，因此，我们的治疗原则是在开解太阳的同时，还要扶助少阴。接下来，我们就来开第二个处方。

【处方】

白顺片 75g 　苍术 15g 　　桂枝尖 30g 　小茴香 20g（炒）

茯苓 15g 　　松节 20g 　　威灵仙 30g 　刺五加皮 20g

制川乌 45g 　川木瓜 20g 　牛膝 20g 　　辽细辛 15g

石楠藤 30g 　生姜 120g 　炙甘草 15g

7 剂，水煎服。

（注：白顺片和制川乌先煮 3 个小时）

这是一个太阳少阴合方。为什么处这样一个方子？

患者主要症状是关节的僵和痛，都是因为寒引起的。同时，她还有湿，有风。

为什么说有风呢？左脉没有右脉典型的浮紧象，但左关脉是浮的，这个浮就跟风有关。

所以整个方子看起来就是一个治疗风寒湿，以寒为主，以湿和风为次的方。

由于风寒湿已经慢慢地渗入少阴，入骨上去了，所以治疗痹证的方子基本上很难离开附片。

至于川乌，在祛风的同时，又有破寒凝和除湿的作用。另外，它也有很好的止痛作用。

像松节、威灵仙、刺五加、木瓜、石楠藤等能祛风寒湿，通关利节，都是比较常用的治疗痹证的药。

方中重用桂枝，桂枝的温通之性是其他药物没有办法代替的。它善于开解、温通，有利关节的作用。我们看《神农本草经》里面，就记载着桂枝有利关节的作用，而桂枝在《伤寒论》治疗痹证的方子里面也是打头的，比如桂枝附子汤里面，桂枝是重用，且排在第一位。除了重用附片，最重用的就是桂枝，在平常的时候，我们不能用那么重的桂枝，但是对于痹证的患者，如果桂枝用轻了，往往起不到应有的作用。

为什么要用苍术呢？主要是担心前面 5 剂药之后，太阳的表寒没有完全解掉，所以尽管已经用了桂枝，这里还是要加一个苍术，因为苍术也能发表和祛湿。万一前面的表寒还没有完全解除，苍术还可以再助解表一臂之力。但是因为发散，苍术也不能久用，后面就一定要改回白术，白术能够守护住中气。

对于细辛这味药，以往的处方都没有用过，这次为什么要用细辛呢？首先，咽痛是一个常见的寒凝太阳、少阴之证，细辛能够透达少阴、太阳，能够把少阴的寒邪剔出来，从太阳解掉。咽部既是太阳的门户，也是少阴的门户，当这个门户不利，发生寒痹了，就会发生疼痛。

为什么患者说关节疼痛一到中午就开始慢慢减轻了呢？连喉咙痛也变轻了，为什么？因为太阳病欲解时是巳、午、未，就是从早上 9 点到下午 3 点这段时间，自然界的太阳之气升起来了，人体太阳的气化得到加强，从而能够使部分的寒凝得到舒缓，所以这个时候疼痛就相应得到了缓解。

细辛对于少阴咽痛有很好的疗效，之所以麻黄附子细辛汤中要用细辛，也是因为它的这些重要作用。细辛用得好、用得对的话，患者经过一段时间后，喉咙痛就会好起来。

回顾过去对她的治疗，对咽痛这个问题有所忽略了。一开始用了细辛，但后来就没有再用。患者今天反馈喉咙疼痛其实已经有半年了，而这个情况在病历记录里没有体现，说明作为一名医生，平时的确有容易忽略的地方。你想每次出门诊要看几十个患者，几分钟就得看完一个，匆忙之间，很有可能就把咽痛这个细微的问题给漏掉了，用药上就不会十分周到。这也很无奈。过去我出门诊限号 30 个，现在我只预约 20 个，就是希望有相对充足的时间来看诊。

现在回头看，正是因为太阳少阴之间的这个关窍和门户始终处在闭的状态，所以患者的咽痛反复不愈。那么这个方子吃完后就差不多到春节了。如果再开第三个方子的话，就在第二个处方的基础上，把苍术改成白术就行了，其他不变。吃完这三个方子再来看，附片跟川乌一定要煎好，毕竟安全第一。

上述就是我们对这一个阶段的治疗方案，希望在不长的时间内，能够把疼痛舒缓下来，因为有疼痛就会耗气，但是关节完全不痛还要更长的时间。当脉象缓和下来的时候，再结合具体变化看看是否适宜填精。现在填精的时机还不到，得先把患者疼痛给缓解了，精自然就藏了，那时候才去慢慢地填它。当人有痛的时候，痛处就会一直紧绷着、紧张着，这样精气就会过劳，恢复不了，所以当疼痛很剧烈的时候首先要解决她的疼痛。古人有一句话叫作"祛邪就是扶正"，当你把疼痛去掉以后，心神就会安宁，心肾的交媾就会趋向正常，在正常的情况下它自然就能够藏精。

从这个病例可以感受到，治病是一个"系统工程"，显然不是一个方子就行了，需要在整个过程中随证治之，最后实现"系统工程"的完结，也就是卢崇汉老师（以下简称卢师）所说的收功。

乱世才用苛刑——谈激素的利弊

这个病在一开始的时候，经过使用激素，病情是控制下来了，但它带来了什么后果呢？复发的时候比上一次更加严重，并且伴随严重的月经失调。

为什么激素治疗以后月经会紊乱？会几个月才来一次？中医讲精生血，精化为血，肾主骨生髓，肾藏精。精生血，当血足了以后，再加上冲任的调畅，才能月事以时下，每个月的月经才能正常来潮。而当精气亏了，精化生血的能力不足了，月经慢慢就不来了。

所以我们这里需要从中医的角度来考量，为什么激素会带来这么快速的效果？获取这一速效的代价是什么？

对使用激素所引发的综合效应，我曾经做过一个相关的思考，我认为激素所带来的诸多效应，是通过调动机体的精气来实现的。或者说激素的效应机制是把封藏的精强行打开来，促使精化为气，然后气出来做功和发挥作用。所以它能在很短的时间内快速地控制住症状。但是人的精气不是无限的，而是有限的。由肾所封藏在骨髓内的精气是用来涵养生机的，它必须在五脏相对充盈的条件下才适量地释放出来。当这个精气在激素的作用下被迫大量地调用释放，其结果是可想而知的。为什么大量或长期使用激素的人都会呈现不同程度的不良后果？比如2003年的SARS（传染性非典型肺炎），由于很多患者都经历过大剂量的激素治疗，在这些患者中后续很多出现股骨头坏死也就不足为奇了。因为精伤了，也就是肾伤了，这就导致肾不能主骨，从而引起股骨头坏死。

上述的思考并不是完全排斥激素的应用，当疾病的势头太猛时，需要迅速地扼制住这个势头，使机体能够有喘息之机，这也是乱世要用苛刑的道理。所以说，乱世用苛刑是不得已而用之。当乱平之后，就不应该继续使用"苛刑"，这个时候，中医的治疗就应成为必需和首选。在中医的帮助下，一方面可以实现激素平稳地减量并停用；另一方面对于使用激素造成的精亏，也可以通过系统的中医治疗获得培补。

乌附剂一定要如法煎煮透

这个患者的处方用了乌、附，乌头、附子如果用得不好，比如说煎煮不到位，就容易发生乌头碱中毒的系列问题。医生看病，安全应该是第一考虑的问题，治病则放在第二位。所以大家看我们开有附子、乌头的处方，通常都会在乌、附上双签名，这就表示医生对此负责。但是，医生负责的同时，患者也要做好配合。因为乌附剂有一个特点，在持续高温下，乌头碱会降解，降解成乌头次碱后，我们担心的毒性就不是问题了。

所以，乌附剂的煎煮就非常重要了。为什么我们一再强调乌附剂一定要煎够时间？就是为了让乌头碱的降解充分。我们常用的江油附子，经过加工成为白顺片后，要求先煎两个小时，这个时间是要从煮开了之后才开始计算。如果再谨慎、再仔细些，就要用筷子夹起来尝一尝，看看麻不麻嘴？如果不麻嘴，那也就基本放心了。这个时候才能放其他的药共煎。如果方子有乌头，那么煎煮要更加慎重，我们通常要求至少先煎 3 个小时，然后还要尝一下是否麻嘴。总之，乌附剂的煎煮至关重要，一定要煎煮好，这样才能做到安全有效。

添精化气：

急危重症的『建极、立极、化极』

一　病史简要回顾

- 韦某，男，56 岁。
- 西医诊断：尿毒症。

患者原在广东打工，于 2011 年 9 月 12 日出现不适，每天晨起刷牙想吐，纳少，睡眠差，尿频，起夜次数多。每天大便 5～6 次，溏烂。大便时间无规律，有时候一个晚上就有 3～4 次大便。于 10 月 5 日从广东返回广西桂平当地医院检查，确诊尿毒症。当时肌酐 850 单位，行透析治疗 4 次后，经人介绍于 10 月 27 日到南宁找我的学生治疗。

经两周中医治疗，上述症状改善。考虑到肌酐较高，透析不宜骤然中断，建议继续结合透析。遂至西医院进行透析，院方要求必须住院，并停用中医治疗。

住院 20 天，共透析 4 次，末次透析时间为 11 月 19 日。住院期间因更换透析管引发大出血，经输血及对症处理后，患者不愿放置新透析管而选择出院。出院时肌酐 1036 单位。

出院后继续找我的学生用中医治疗，未再做透析。治疗期间每周复查一次肾功能，末次复查是 2012 年 1 月 8 日，结果尿素氮 26.2 单位，肌酐 568 单位，尿酸 526 单位。

患者自觉纳开，无呕吐，但吃饭时见涕泪横流。睡眠稍好，仍易醒，醒后难再睡。大小便次数减少，服药期间无夜间大便现象，近期有所反复。

（二） 补充诊断细节

刘 力 红： 你好，给我们讲讲你是什么问题？

患者家人： 一吃饭就又流鼻涕又流眼泪。

刘 力 红： 这个问题有多长时间了？

患者家人： 从去年农历八月十五（9 月 12 日）开始，从那个时候发现他饭量减少，呕吐，刷牙或者吃肉就想吐，睡觉也不好，晚上小便次数多。九月初九（10 月 5 日）去医院检查，查出来是尿毒症，那时候就发现有流眼泪流鼻水的现象。

刘 力 红： 当时晚上小便几次？

患者家人： 一个多钟头就要起来，最多就两个钟头。

刘 力 红： 当时的精神状态怎么样？

患者家人： 精神可以。

刘 力 红：医院诊断出来尿毒症之后做什么治疗了？

患者家人：当时马上就住院做透析，透析前检查肌酐 850 单位。

刘 力 红：几天透析一次呢？

患者家人：一个星期透析两次。

刘 力 红：之后的情况怎么样？

患者家人：透析四次后，我们就上南宁来了。先在这里吃了两个礼拜中药，后来又到某医院住了 20 天，做了四次透析，肌酐升到了一千多，我们就回到了这里看中医。

刘 力 红：看中医吃药后如何？

患者家人：吃药后好了很多，睡觉睡得好了，吃饭也吃得下了，又可以吃肉了，也不呕吐了。大小便次数减少一点。吃了两个星期的药后，晚上就不用起来大便了。

刘 力 红：还有没有再做透析？

患者家人：没有了，已经一个多月没做透析了，最近一次查的肌酐是 568 单位。

刘 力 红：患者还做过其他什么治疗，吃过其他什么药吗？

患者家人：没有。

刘 力 红：（对患者说）你现在有什么不舒服？

患者家人：就是晚上睡觉还有一点睡不好。

刘 力 红：是不容易入睡还是容易醒？

患者家人：中午可以睡，晚上要到 10 点以后睡，睡到 12 点、凌晨 1 点之后就醒了。然后要等到差不多凌晨四五点钟，才能再睡着。

刘 力 红： 还有什么不舒服？

患者家人： 就是晚上还是要起来大便一两次。

刘 力 红： 现在晚上又有大便了是吧？

患者家人： 原来吃中药已经没有了，现在又有一点。

刘 力 红： 现在大便是什么情况？

患者家人： 晚上一到两次，烂的。白天要拉几次，三次，最多四次，
都是烂的。

刘 力 红： 晚上小便一般多少次？

患者家人： 晚上小便一般两三次。每次 200～300mL。

刘 力 红： 现在吃饭怎么样？

患者家人： 吃饭可以了。

刘 力 红： 没有想吐了？

患者家人： 没有了，从他出院一直就没有吐。

刘 力 红： 早上起来也没有想吐的感觉了？

患者家人： 没有了，现在没有了。

刘 力 红： 你刚刚讲他吃饭的时候流鼻水、流眼泪，现在有吗？

患者家人：（鼻水）每天都有，吃饭的时候就有。眼泪是有时候流有
时候又没有。流出来的时候他自己不知道，都是在吃饭的
时候。

刘 力 红： 精神怎么样呢？

患　　者： 可以。

刘 力 红：头痛吗？鼻塞吗？

患　　者：没有，从来都没有头痛，鼻子不塞。

刘 力 红：颈部有没有不舒服？

患　　者：没有。

刘 力 红：口干吗？喉咙有不舒服吗？

患　　者：晚上睡觉睡不着的时候，有一点口干，起来喝一点水就可以了，喝得不多。喉咙正常。

刘 力 红：肚子有不舒服吗？胃胀吗？全身关节有酸痛吗？出汗有没有异常？

患　　者：肚子正常。没有胃胀，关节很久以前酸痛过。出汗正常。

刘 力 红：我们看一看舌头。舌有一点点暗红，苔比较多，满布，但是不厚，中间很多裂纹。

> **脉象：**肺脉有明显的滞象，不流利。

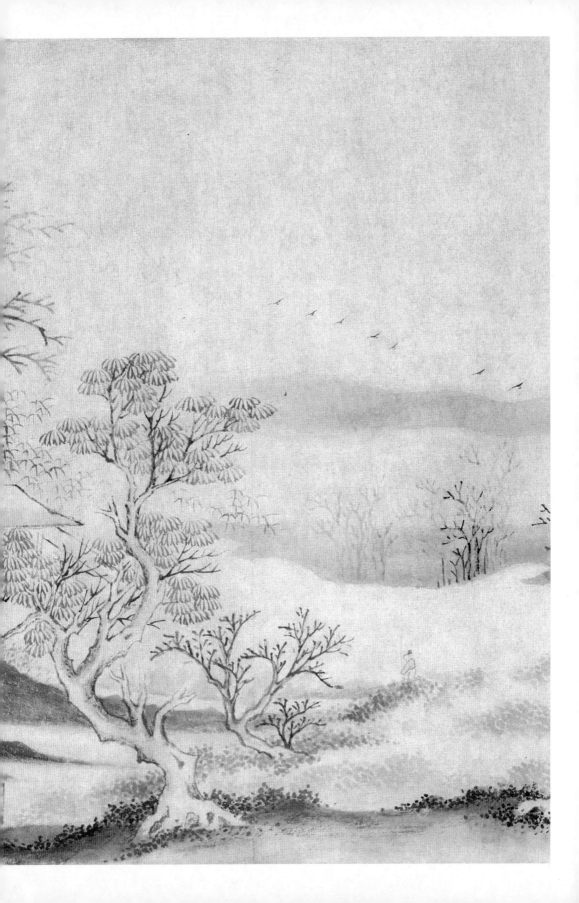

三 临床带教现场

前期中医治疗情况

这位先生去年 9 月确诊，在透析治疗 8 次之后，来找我们治疗（透析 4 次后曾来找我们治疗两周）。通过患者及家属的介绍和问诊，我们可以看到他的自觉症状有了很大改善，比如晨起想吐的情况没有了。原来纳呆不想吃，现在食欲变好了，睡眠也得到改善，晚上腹泻便溏的情况也得到很大的好转。另外，从客观检查指标看，经过两个多月的治疗，肌酐不但没有升，反而有了大幅度的下降，尿素氮也下降了。可见，经过前边的中医治疗，患者无论从中西医的角度，从客观的指标，还是从他的主观感受上，都得到了改善，所以说，至少目前阶段性的治疗成果是明确和显著的。

我们看我这位学生给出的治疗，她的第一个方，其实就是桂枝法，合了一个开理中焦的方法，具体用了桂枝、广藿香、苍术、茯苓、法半夏、陈皮、南山楂、石菖蒲、白蔻仁、砂仁、生姜，一共

11 味药，就这么一个很简单的方子。

另外，刚刚患者说吃饭的时候流鼻涕，所以中间她加过一些疏导肺络的药，比如说紫菀、瓜蒌壳。

等到呕吐这些情况没有了之后，她就开始在前面的桂枝法方子里面合了附片。

到 12 月，患者又重新回到这里的时候，此时的肌酐已达到 1000多，又出现了纳差的情况，舌苔也比较厚。

所以她又转回到原来桂枝法和开中的法，用了桂枝、广藿香、苍术、茯苓、法半夏、陈皮、南山楂、石菖蒲、生姜、砂仁、白蔻仁等药物。

到 12 月中下旬，方子守了 7 剂左右，纳开了，睡眠也好转了，这时候她又开始用附片，即四逆法。包括附片、白术、砂仁、石菖蒲、南山楂、陈皮、法半夏、干姜、益智仁、茯神、炙甘草等药物，后来又加了黄芪、党参，就是转到了填精、益气的方法。

到了今年 1 月，又重新回到了桂枝法上面，这是因为她考虑到患者的流鼻涕等问题。当然这个法也只用了几剂，便又回到四逆和桂枝合法上面来了。

可见，她的整个治疗过程都比较简单，方子就是十来味药，能够取得这样的治疗效果，我认为还是令人满意的。

分析尿毒症治疗显效的三个关键点

上述疗效的取得，我觉得是抓住了三个关键问题：一个是太阳，一个是中宫，一个是少阴。我们看她的处理就是这样一个脉络。

首先，是开太阳。"膀胱者，州都之官，津液藏焉，气化则能出焉。"（《素问·灵兰秘典论》）气化的过程就是一个升清降浊的过程。因为太阳是气化的枢机，肾出问题一定会影响气化。当气化出现问题的时候，不仅清的东西升不起来，浊的东西也降不下去。从西医的角度看，身体需要肾脏的正常代谢功能，通过肾小球的滤过和肾小管的重吸收，一方面，把废物排出体外；另一方面，宝贵的体内物质又重新回到了血液循环里面。患者肾功能异常，尿蛋白是有两个"+"，毒素没有办法排出体外就出现氮质血症、尿毒症。综上，我们可以推断，患者的太阳一定是有问题，但是疾病已然发展到了尿毒症这样的程度，说明太阳的底面——少阴一定也出了根本性的问题。

而太阳、少阴的问题又责之于中土。为什么这么说呢？对肾家来说，中宫是非常重要的。肾家的问题很容易从中宫就反映出来。比如我们看到患者刚起病就出现纳呆、呕吐，这些就告诉我们，中宫对于肾病来说是非常重要的。作为升降的枢纽，中宫出了问题，升清降浊就会受影响，这个浊不能正常排泄，不仅导致呕恶，还会造成毒素的蓄积。另外，水的流失、水的泛滥也都跟中土有关系，水土不能合德了。举个例子，我们观察自然界的堤坝就很了然。你看堤坝就是挡水的土，如果土挡不住，堤坝就会崩溃，水就要泛滥成灾，所以说肾精（水）流失，就是因为土不固所致。肾病是很典型的水土不能合德。治疗上，尿毒症患者一定要去建立中土，一定要去理中（土）、固中（土）、益中（土），这样肾精的固藏才能够有所保障，水土合德则世界大成。

治则：温化中下焦与填精化气并举

从整个治疗过程看，我们的处方用药是符合理法的，因此我们今天才能够看到这样的作用和效果。这个病我们再往下治，仍然是要按照这样一个法。

在给患者开方前，我想先再进一步具体分析一下我们的治疗思路。

首先患者有太阳证的征象，比如他吃饭的时候流鼻涕，流涕就是很微细的太阳表现，我们要知道不一定要全部具备"脉浮，头项强痛而恶寒"才算太阳证。当下这个流涕的现象就反映了太阳还有阻滞，阻滞意味着太阳不开，太阳不开，气化就会有问题。

此外，患者还有中焦的问题，比如纳呆、恶心等。

最后是少阴病的一系列表现。

可见，患者上中下三部都有问题。所以我们如前所述一步步地遣方用药，取得了比较满意的效果。

那么我们进一步分析，患者睡眠不太好，是因为他的中土和少阴都有问题。睡眠的前提条件是阳要入阴，我们从阳气升降出入的运动轨迹来看，阳入阴必然经过中，而患者的中土是不振的，阳入阴就会产生困难，因此，他的睡眠一定不会好。

另外，患者现在大便也有问题，晚上会有大便，这就更加说明了他的中下焦阳气不足，不能够藏，不能够守。阳者，卫外而为固，晚上是固藏的时间，但是他固藏不了，所以才会泻。治疗的办法，还是要继续去温他的中下焦。

刚刚我在把脉的时候，发现他的肺脉还有明显的滞象，不流利，说明当下还存在肺气不利。而肺是水之上源，跟肾是金水相生的关系，如果肺气不利了，肾气也会不利。

综上，目前的处方还是要大体上沿着前面医生的思路。

【处方】

方一：

白顺片 75g（先煎） 生白术 15g   砂仁 15g   法半夏 20g

朱茯神 15g   官桂 15g   小茴香 20g（炒）

吴茱萸 15g（洗）   益智仁 20g   干姜 30g   生姜 30g

炙甘草 5g   陈皮 15g

7 剂，水煎服。

（注：白顺片先煎 2 个小时）

方二：

白顺片 75g（先煎） 生白术 15g 砂仁 15g 陈皮 15g

黄芪 40g 党参 35g 淫羊藿 20g 朱茯神 15g

巴戟天 20g 菟丝子 20g 干姜 60g 炙甘草 5g

（注：白顺片先煎 2 个小时）

一共两个方。方一为什么这样来用呢？

因为我们刚刚了解到他的大便情况，每天晚上有一两次，白天有三四次，加起来一天就有五六次之多。这属于中下焦阳气不足的典型表现。

而太阴少阴的阳气不足，就会更进一步影响水土。

所以，我们先要想办法把大便次数多的问题解决掉，这就需要去温化太阴少阴，兼顾我们前面讲到的太阳的问题，所以用到了砂仁、官桂、小茴香、吴茱萸、益智仁、干姜等，这些都是温脾暖肾的药。这个方主要是温化中下，破除中下的寒凝，加上少量的陈皮、生姜理一理太阳，希望用药后包括大便次数多的情况能得到一些改善。

接下来，因为水土要合德，所以要注重中下二部，中气和肾气一定要恢复和稳固起来。所以在第二个方上，我们用到了附片、白术、砂仁、陈皮、黄芪、党参、淫羊藿、朱茯神、巴戟天、菟丝子、干姜、炙甘草，就是说除了要继续温他的中下，还要加强益气填精。第二个方子用的是干姜，我还在犹豫是不是要用点生姜，但是没有用，主要就是专注温暖他的中下焦。用了比较多的黄芪和党参，以巩固他的中气。

实现填精化气的两个必要条件

我们看到上面的这个治疗已经开始填精了，因为肾的问题导致大量的精气流失，所以治疗到最后一定是要去填精的。对于肾衰的患者，从西医的角度看患者肾单位已经纤维化了，这个情况是不可逆的，那么中医有没有可能做到可逆，怎么能做到可逆呢？

此前我们在课上谈到了立极，尿毒症这种情况是"极地"被摧毁了，整个生命的根基破坏掉了，因此才会出现这么严重的问题。现在我们要重新去建极，去立极，然后去化极。这一系列步骤就好比道家讲的炼精化气。当我们走到添精这一步，等待精足了之后，人体才能够正常地去化气，生机才能够恢复。正所谓"物极谓之变，物生谓之化"，精足之后，一切的变化就有可能了，比如已经纤维化的肾小球就有可能重新焕发生机。雷鸣老师曾经在卢师那里跟诊 3 年，看到了大量肾衰患者逆转的案例。是的，肾衰的患者是可以逆转的。至少我们也从当下的这个案例，可以看到部分已经在逆转了。

这个病的治疗，确确实实最后一定要注重添精化气，因此可以认为，前面一系列的治疗都是在给添精化气创造条件。而在创造条件的过程里，最重要的是太阳少阴以及太阴阳明都参与其中。

比如，太阳是气化的枢纽，要注意呵护太阳，使太阳的气化正常。而最容易影响太阳气化的，往往就是外感。在临证中我们会发现，肾病患者每每外感一次，指标就会大幅度上升。所以，应注意避免外感，或者一旦外感，及时开解，也是治疗此类疾病的重要注意事项。

太阴是升降的枢纽，所以太阴一定要保护好。太阴跟阳明是表里的关系，阳明不降太阴就不能升。太阴阳明在中，中路一定要保持畅通。实际上，人的先天出了问题的，必须要靠后天去弥补。所以我们一再强调中气一定要保护好，升降一定要正常，才能给治疗赢得机会。前面也提到了，肾衰的患者，降浊的功能往往会出现问题，很多尿毒症患者，大便次数不是很多，像这种大便次数少的，我们还要设法让他大便增多，比如保持一天两三次的大便。患者大便正常，阳明就不会郁结。否则阳明一旦郁结，太阴就更加容易出问题。

所以，在尿毒症的治疗过程中，大黄也是一味常用的药。用大黄，一是为了调中，一是为了泄浊，当然按《神农本草经》的说法，还可以推陈致新。但是，大家会发现，至少我们到现在为止，一直没有用过大黄。这说明一个什么问题呢？说明降肌酐并不是靠大黄，肌酐的下降是通过恢复气化来实现的。用不用大黄，这要通过辨证，是辨证说了算，而不是某味药具有什么特殊的功用说了算。这是中医临证很重要的一个思路。

治疗肾衰，附片往往少不了，那是因为附子确确实实能够温暖下元，用卢师的话说，附子能够大温肾水，肾水温暖，它就可以蒸腾起来，这样气化就动起来了。水液蒸腾到天上，肺为五脏之天，肺为华盖，肺窍一开，它就能够宣发和肃降，水又能够回落到下元，人身的小宇宙就运行起来了，慢慢就能够做到天清地朗，生机焕发。而反过来我们就知道，为什么不能够气化，就是因为水寒了，蒸腾障碍了，这样气化就一定会出问题。

但是，大家需要注意，治疗这个病是一个慢活，不要想一个方子用到底就能够把他治好，不是这样的。一定要观其脉证，知犯何逆，随证治之。我们看到前面的治疗，也是在太阳太阴少阴之间来回地倒腾，这是需要细心，需要坚持的。

中医是可以治疗急危重症的

尿毒症应该算是西医的一个大症了，治疗手段复杂，所需费用巨大。这个病对中医而言，也算重症。在座有几个同学对西医很熟悉，患者最后一次检查是今年的元月8号，在没有做透析的情况下，可以看到，客观的指标改善是很明显的。首先，肌酐有较大幅度的下降，由出院时的一千多单位，下降到568单位，尿素氮和尿酸也相应有所下降。从这些客观的指标可以看出，确确实实有很明显的好转。主观上的症状也有明显改善，如患者讲到吃饭好转，睡觉好转，晚上小便减少，晚上的腹泻也有好转。

前面患者说了除看中医吃中药外，没做过其他治疗，也没吃过其他药，就是这十几味轻描淡写的药，就能够起到这样的作用。这有没有让各位对中医治疗重症也生起信心呢？我们看到中医处理这一类疾病，也不是非要用什么特别名贵的药，在整个治疗过程，尤其是第一个方子，多么轻描淡写的一个方子啊：桂枝 15g，藿香 15g，苍术 15g，茯苓 20g，法半夏 20g，陈皮 15g，南山楂 20g，石菖蒲 20g，生姜 30g，砂仁 15g，白豆蔻 10g。从这一个案例我们可以品出来，做中医大夫，你只要抓住了机，临证察对了机，然后使药要和，那么其他的都会按照你设定的方向去走的。

五行针灸可能会进一步帮助到患者

我们在这次课程里面安排了一个环节，就是雷鸣老师要跟大家介绍一下五行针灸。五行针灸，可以说是我们迎请回来的一个很宝贵的针灸流派。现在同有三和中医在传承这个流派。

从五行针灸脉法的角度来看，患者有一个很明显的小肠和膀胱的阻滞，小肠和膀胱的阻滞反映在哪里呢？就是他的左寸脉浮取的时候比较紧，脉也比较大。而膀胱的脉不足，就是左尺脉不足，中取以上整个都不足。所以说五行针灸这个脉法很特别。

十二经脉的流注顺序是什么？肺肠胃脾心小肠，膀肾包焦胆肝乡。小肠之后到膀胱。当出现小肠和膀胱的阻滞，小肠的经气就会流不到太阳，手太阳流不到足太阳的时候，就会出问题，出什么问题呢？打个比方吧，过去在农村的时候，到小溪里面抓鱼，假设小溪的上一段是小肠，下一段是膀胱，如果在溪流中间堵起来了，就会出现小肠这一段的水满了，而膀胱那一段的水空了。所以，当我们切脉，感觉到小肠的脉很丰满，比较紧、比较大，而膀胱的脉很空、很弱的时候，就证明了小肠和膀胱阻滞的存在。为什么他吃饭的时候会流泪，为什么会有鼻子的问题呢？这些都可能跟这一段的阻滞有关系，当这个阻滞解除了之后，他的情况就会改善。另外，小肠泌别清浊，是化物之官，晚上解大便也可能跟小肠泌清别浊的功能颠倒有关系。

所以说，如果配合用一下五行针灸，把这一步的阻滞解除掉后，对他应该有很大的帮助。后面有请雷老师给他做一次五行针灸，通一下小肠膀胱阻滞吧。

次第可循：第一步是走哪一经，第二步再走哪一经

(一) 病史简要回顾

● 谢某，女，64岁。

患者 30 岁生产时，产后大出血，此后身体渐差。目前主要问题是浑身无力，没有胃口，头晕，胸闷，经常口腔溃疡，虚不受补等。

(二) 补充诊断细节

刘力红： 您有什么不舒服呢？

患　者： 我今年 64 岁，说起来生病有 30 多年了。我一共生了 4 个孩子，生小女儿的那年刚好 30 岁，产后大出血。我们家是湖北农村的，当时家里有 10 个人要吃饭，但是只有两个劳动力，家庭情况很艰难，就没有输血，从那以后身体就开始差了。当时有的产妇跟我一样也是产后大出血，不过人家输血了，恢复得就很好。后来我就靠一年打三四回葡萄糖注射液，勉强也能够支持体力。目前就还是浑身没力气，怕冷，现在年纪大了反而比以前要好些，但中秋节一过我就要穿秋裤了。以前年轻的时候，在湖北的三伏天，下午五六点钟太阳要下山的时候，我就支持不住了，想躺下来睡觉。走路的时候，蹲下来再站起来，眼睛都会花。

儿媳妇： 婆婆比一般人要更畏寒怕冷些，这次来看病想给她补补，但她有点虚不受补，不补呢身子虚，补的话又上火，老长口腔溃疡。

刘力红： 不补的话，虚的表现在什么方面？

患　者： 头昏，不想吃饭，这一个星期之前又开始头晕，不分地方就爱睡觉。

刘力红： 头胀吗？

患　者： 不胀。血压不高。

刘力红： 头晕经常发作吗？头痛吗？

患　者： 经常头晕，眉棱骨胀，太阳穴痛。如果蹲下去，再站起来的话就眼花。有时候如果吃点对身体好的东西，感觉就好一点。但如果口腔溃疡不能吃东西，就又出现头晕，这个时候就不想吃饭。

刘力红： 脖子有不舒服的感觉吗？

患　者： 有。这两天又好一点，之前有中医大夫给我开了一种药，据说是补气的。

刘力红： 口腔溃疡经常会发？具体是什么情况？

患　者：是的。就是舌头烂，嘴唇里面，口腔里面，都经常烂得很厉害。

刘力红：平时胃口怎么样？有没有反酸？容易打嗝吗？

患　者：感觉吃什么都不香。不能多吃，容易胃胀，经常反酸、打嗝，有时候要打好几分钟的嗝。

刘力红：吃东西不香这种情况有多长时间了？有没有胃痛？

患　者：吃东西不香几十年了。没有胃痛。

刘力红：口干口苦吗？

患　者：口干，但不想喝水，偶尔口苦。

刘力红：平时喉咙有什么不舒服吗？痰多吗？有咳嗽吗？

患　者：不咳嗽，痰有点多，白色的，喉咙没有不舒服。

刘力红：平时肚子有不舒服吗？

患　者：肚子没有痛过。

刘力红：大小便怎么样？

患　者：小便比较正常，大便有时候呈羊屎状。

刘力红：睡觉怎么样？

患　者：去年开始发现入睡时候胸口发闷，换了几个姿势才不闷，不闷了之后睡觉就没有问题了。

刘力红：你这个胸闷每天晚上都会这样吗？多长时间了呢？平常觉得闷吗？痛吗？

患　者：以前没有，从去年才开始出现晚上胸闷，也是偶尔，只有几次。平时不觉得。

刘力红：出汗多吗？其他还有什么不适？

患　者：不出汗。出汗很少。

刘力红：平常容易生气吗？

患　者：子女都很孝顺。我和老伴都六十几岁的人了，从来没有打过架。

刘力红：会闷在心里面吗？

患　者：不会。

儿媳妇：还有一个情况，婆婆坐车特别容易晕，车一动就要吐。

患　者：我晕车也是有几十年了。年轻时候就晕车，人家吃晕车药好使，我吃了上车还吐，连黄水都能吐出来。

刘力红：坐车头晕。坐飞机怎么样？

患　者：坐飞机我要闭眼睛，不敢看，一看就头晕。一下飞机，走不了几步就要吐。

刘力红：坐火车呢？

患　者：坐火车的时候也头晕，不吐。但是难受得很，想吐又吐不出来。

刘力红：之前看过中医吗？

患　者：这些年看过很多中医，吃了很多药，有时候一闻到补血药的气味，我都吃不下去。

脉象：右寸紧，胃脉紧，脾脉滞，肾脉弱。有脉搏停跳的现象。

舌象：舌上没有太多的苔，甚至还有一点裂纹。

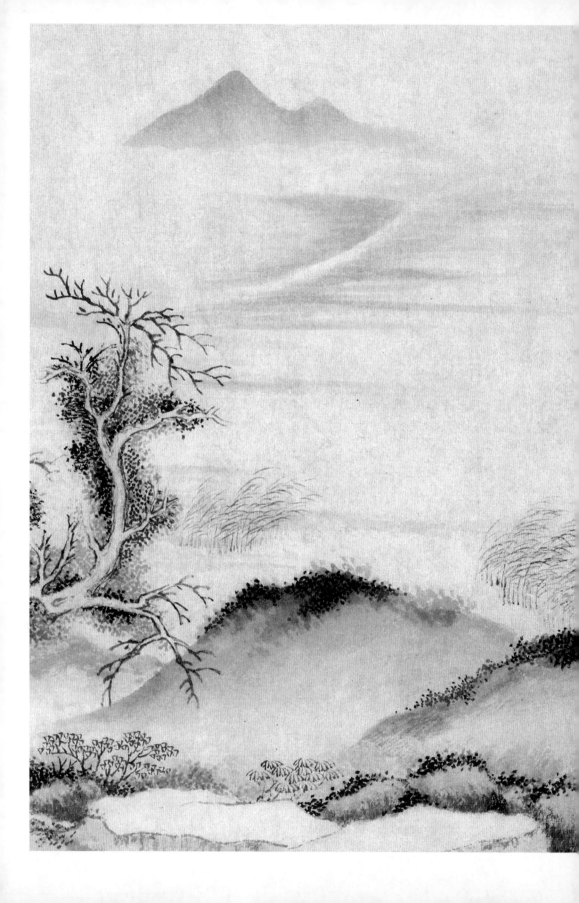

㊂ 临床带教现场

梳理病情

这个患者讲了好多情况，不知道把大家讲糊涂了没有？

我这里重新梳理总结一下，这个病程很长，反反复复了几十年，找过不少医生。她主要是感到身体不舒畅，经常没力气，每年用点葡萄糖，用了之后感觉好一些。年轻的时候比较怕冷，年纪大了反而好一些。经常头晕，一晕起来持续两三天，但能自行缓解。平时眉棱骨胀，双太阳穴痛，颈项也不舒服，头重，感觉脖子支撑不了脑袋。痰多，没有食欲，东西吃多了会胀满，反酸，打嗝，但是胃不痛。大便干结，像羊屎一样，小便正常。汗少。晚上不好睡，主要是因为感到胸闷，出不了气，呼吸比较困难，左右侧睡或者平躺也不能缓解，一般都要折腾一段时间，症状缓解之后睡眠质量还可以。还有一个特点，就是反复的口腔溃疡。因为她体质比较弱，平时就吃一些补气血的药，一吃药溃疡就起来，但是不吃补药呢，就觉得体质又弱下去了。然后又要吃一点补药，但一吃口腔就又烂了，如此反复多年。

至于脉象，刚刚我在切脉的时候，发现有脉搏停跳的现象，右脉紧，胃脉也有一些紧象，脾脉比较滞，肾脉比较弱。这是当下大体的脉象情况。

在繁纷复杂的症状当中抽丝剥茧，找到症结核心和根本的治疗思路

像这样一个症状颇多的患者，我们接手之后，该如何去处理？重点要解决的问题是什么？问题症结核心主要在哪里？

患者陈述了那么多症状，但我们想要彻底解决问题，一定要找到根本的治疗思路。怎样才算"根本"？这个在前面课程里已经讲过，即任何一个患者过来，治疗方向最终都是要去立极，建极。这是很明确的，毫不含糊的。

那么，根据她的表述，我们发现，患者最突出的一个问题其实就是中土——脾胃。何以见得？

你看她长期胃胀，反酸，打嗝，这个问题到现在还存在，说明这么久以来一直没有治疗到位，这样一来饮食受纳就有问题，后天的摄入减少了，长此以往，气血的生化就会受到影响。气血不足了，体质当然不行，所以长期感到虚弱无力。

另外，吃补品就长口腔溃疡，也是她的脾胃不能够运化的缘故。

　　我们知道，中土是升降的枢纽，无论人体的降也好升也好，都要靠中土才能实现。升降是相因的，一旦中土长期有障碍，升降方面就会出现问题。不能降，火就不能归原，就会导致上部反复的口腔溃疡。降道不利，升道也会受阻，清气不能上达清窍，所以时常感到头重，脖子不能够支撑头部。

　　患者提及有关容易晕车的问题怎么理解？

　　西医认为晕车是内耳不平衡导致的。作为中医怎么思考这个现象？我认为，容易晕车依然也是跟中土有关系——土木不调所致。为什么说是土木不调呢？所谓晕车，就是说当车移动的时候，人就晕了。其实，无论乘坐什么交通工作，坐火车、坐汽车、坐飞机，只要是有运动的特征，这一类现象就属于风，风就是木。人为倮虫之长，属土。风木一动，土就受不了，出现晕眩，所以我认为属于土木不调。基于这样的认识，对于晕车，中医的治疗方案就需要先去疏木，使木气畅达，然后去厚脾土，土木协调之后，晕车就可以得到缓解。

　　现在也有一些防晕车的土方子。比如上车之前，在肚脐贴上诸如伤湿止痛膏一类的东西，晕车症状就能缓解。为什么呢？某种程度上这个做法起到了温中的效果。伤湿止痛膏性温，气味芳香入中，土就得到了温化，土木不协调就会得到改善，所以能够起到缓解晕车的作用。

　　尽管患者有那么多的表述，但经过分析之后，这些问题的关键点都在中土。所以治疗的关键步骤就是要打开、运化这个中土。一步一步，等中运起来之后，才可能去建极，极建了之后，才可能从根本上去改变她所有的困境。

　　当然，患者确实有一个产后大出血的历史，严重伤了血，耗了气，应该说是耗到了真元。患者本人也反复强调——"我体质很弱"，如果我们只盯着这一点，很容易就马上关联到气血不足的层面，治疗就会直接朝着补益气血的路子上去了。这样你就被患者牵着鼻子走了。这样处理的效果如何呢？事实也已经给到我们答案了。回顾这几十年来，她其实都在以不同的方式来补气血。但为什么补到现在，好像也没什么成效呢？人还是那么虚弱呢？

　　就是因为中土的滞碍始终还在，中土根本不能运化，补益就起不到作用。所以我们应该很清楚，现在补益气血一定是没用的，益不进去。当务之急是要把她的脾胃调好了，把她的胃口打开，让她能吃，胃能够受纳，脾能够运化，而不是稍微多吃一点就胀满，打嗝，反酸等。只要她的脾胃健运起来，纳、化正常了，肝、肺、肾、心等四旁才可能旺。在此基础上，才能够进一步去濡养后天，补先天的亏欠。她的治疗思路应该是这样的。

知所先后，做一个有主动权的医生

　　所以，作为医生，我们不能跟着病情跑，一定要做一个有主动权的医生。如果像以往一样直接去补益，那就等于被病情牵着鼻子走了。患者告诉你失血了，无力了，看上去确实是虚，如果马上就虚则补之，一出手就错了。

一定要牢记，治疗是一个系统工程，而这个系统工程达成的路径是六经。既然确定了六经的路径，那么六经是有次第可循的，第一步是走哪一经，第二步再走哪一经，应该治疗到什么时候，才能够转法、转方。这个先后次第很重要，是我们必须重视的问题。

那么，经过前边的分析，当下阶段性的治疗重心确实是在脾胃，在中土。这是毫无疑问的。当这样一个治疗思路建立起来之后，医生的心里面就有底了。然而，处理中土的这个任务虽然很紧迫，但是较之于眼下情形，却还是要放一放。

为什么？因为除了中土脾胃的问题之外，患者还存在表的问题。何以见得当下表的问题仍然存在？因为这个患者告诉我们有头项的不适，脖子有不舒服的感觉，右脉有紧象，右脉紧提示肺上有寒，暗示太阳层面仍有障碍。百病当先解表，一定先要把外面的问题解决掉，表的问题解决之后，才能去治里。这就是次第。这一步理顺之后，后面的治疗就好办了。

除此之外，在三阳的层面，她也还存在一些少阳的问题。比如口苦、目眩、两边太阳穴疼痛等，说明少阳层面也还不利索。

所以你看，这个病例非常有代表性，患者陈述的症状很多。这样一个病摆在面前，怎么下手？可能有六七个医师要去益她的气血，有三四个人可能去调她的脾胃，却很少有人考虑到要先照顾太阳。因为她不是非常典型的头项强痛，既没有恶寒，也没有发热，很容易就被忽略过去了。如果你没有觉察到这一点，没有优先解决太阳的问题，马上就着手治理脾胃，看起来好像符合患者的诉求，但这个做法却会事倍功半。

通常说太阳是人之藩篱，是人身之大表。除此之外，太阳还有另一重要意义，即太阳是贯通五脏六腑的，从经络上就可见一斑，五脏六腑的腧穴都在太阳膀胱经上。腧是什么？腧者，输也，腧就是传输。万物生长靠太阳，动植物之所以具有不同的能量，或者说不同的阴阳属性，是因为它们都离不开太阳的作用。人通过饮食摄受了相应的能量，进而传输、长养五脏六腑，所以追根究底，五脏六腑功能的盛衰不仅关乎脾胃（太阴、阳明），而且和太阳间接相关。但是，太阳的意义并不仅仅是赋予人类一些食物。人立于天地之间，通过呼吸，并且借由玄府，也叫作气门这个通道，人与天地之间的能量交换就有了充分的基础，人与天地相参应就有了条件。如果气门闭了，也就意味着表障碍了，这个能量交换也会随之发生障碍，就会导致不相应，进而一系列的健康问题就产生了。所以，为什么说解表太重要？一定是要先把这个障碍表的东西拿开。障碍拿掉了，你和天地之间的链接就顺畅了，就可以获得天地的支持，而不仅仅是得到一点水谷的奉养。

为什么这个患者的病情几十年下来一直在反反复复？光一个口腔溃疡就缠绵了几十年？现在一分析，个中缘由，已经很清楚了。虽然用了补益气血能让患者暂时舒服一阵子，但是很快就又不行了。只要前面提到的种种障碍没有解决好，是很难获得良效的。

如果这些原理没有搞清楚，大家做医生其实一辈子都是糊涂的。

当年我的师爷卢永定先生叫板其他同行摆擂台，而且还敢挑难治的肾病入手。他为什么有这个底气？就因为他是个明白人，对其中的理、其中的治疗胸有成竹。所以，如果你是一个有心人，经过这次的经典课程，一定会有大的提升。所以我也曾半开玩笑说，如果我们要完全按商业模式收取课程费用，类似这样的临床带教、案例示范、阐释理法、越辨越明的课程，应该要收很高的学费，才能让大家倍感珍惜、信受奉行啊！

回到这个患者的治疗，尽管她现在有很多的问题，甚至有的问题也很突出，但是我们仍然是要按照先后次第，知所先后，不急不忙地一步步来，这样的话她的问题就能彻底解决，就不会再是三天两头发作了。

步步为营，首开太阳

现在我们进一步分析，为什么说患者还存在表的问题？大家是否注意到，除了前边提到的头项不适、右脉紧象之外，患者还有一个细节，即她很少出汗，口又干。

为什么呢？我们知道，水蒸腾在外就是汗，蒸腾在上就是津液，太阳气化不好，水不能蒸腾，津液上承少了，自然容易出现口干。

我们在座的同仁基本都看了她的舌象，确实，舌上没有太多的苔，甚至还有一点裂纹。这个时候你们会不会犹豫，会不会认为是阴虚？像沙参、麦冬、花粉这些药，这时候你们是不是就会用上了？如果用了，那就反了，因为这些寒凉的药用上后，太阳的气化会更加糟糕。

　　这个时候不能用寒凉药物，而是要用辛温药物去解开太阳的束缚，太阳一开，气化重新恢复，头项不适也好，口干也罢，马上就会有改善。从前你们可能不会在口干的时候还给用这些辛温辛燥的药，担心加重症状，但是经过一层层的剖析，你们心里就应该有底了。当下，治疗的第一步一定是要去开她的太阳。

【处方】

方一：

桂枝尖 15g　　苍术 15g　　　白芷 15g　　　陈皮 15g

法半夏 20g　　茯苓 15g　　　石菖蒲 20g　　南山楂 20g

柴胡 15g　　　生姜 30g　　　炙甘草 5g

5 剂，水煎服。

方二：

桂枝尖 15g　　苍术 15g　　　陈皮 15g　　　法半夏 20g

茯苓 15g　　　瓜蒌壳 15g　　薤白 15g　　　南山楂 20g

生姜 30g　　　炙甘草 5g

5 剂，水煎服。

　　我先开这两张处方，本来我考虑过开第三张处方，不过要留一些工作给你们。

第一张处方大家看得很清楚，纯粹是开太阳，兼枢转一下少阳，因为患者也有少阳的问题，所以我们在开太阳的时候，用柴胡去转动一下枢机。第一个方子我只开了5剂，毕竟是几十年的问题了，估计5剂不一定就完全能够解决这个问题，5剂之后的具体问题让我的学生去跟进处理。

治疗是进进退退的，有些时候不要一步走死，太阳松动了，就可以往里面走走，不是等到太阳的问题一点都没有了再深入，倒是没有这个必要，只要太阳开了，松动了，就可以深入进去。

从第二个处方可以看到，第二步还是没有走到海底这个位置，也就是说，还在上焦连中焦都未到达。这是为什么？因为患者现在还有胸闷，提示心阳不振，阴霾"笼罩"心阳了。这个处方的目的就是振奋一下心阳，去宽一宽胸，让后面往下的路更好走。我们可以说心为阳中之太阳，太阳的问题要处理彻底，这些环节都需要料理清楚。

另一个层面，为什么要去关照心阳？一开始我们分析了治疗的阶段性重心在于调中，中土怎么来的？从火而生的，土之所以不好，跟它的"母亲"——火有关系。现在我们即使看到中土有问题了，也要先扩一扩和振一振她的心阳。否则想直接去处理中下的问题也是难的。

这两个处方后面需要你们（指学生）根据具体的情况来进退。

第一个方子吃下去后，如果头变得比较清醒，比较轻，没有现在那么重了，患者的眉棱骨这个地方不怎么胀了，两个太阳穴不痛了，颈项部能够支撑起头了，说明我们真正把太阳打开了。

接下来，就要去振奋一下心阳，宽宽她的胸。当睡觉胸闷现象基本没有了，就可以再往下走，就可以走建中、护胃的流程。

然后，当胃也慢慢地好起来了，口腔溃疡发作的频率越来越少，说明胃的问题基本解决了，到这个时候就可以进补了。老人家再去吃什么补的东西，就不会轻易上火了。

相信我们是能做得到的。我们先慢慢地、一步一步往前走。今天我就暂时开两张处方。

课堂答疑：是否要通阳明？

刚才有同学问，患者现在有便秘（大便有时候羊屎状），是否要通阳明？

这个问题问得好。前面和大家强调过，一定要牢记，治疗是一个系统工程，而这个系统工程达成的路径是六经。既然确定了六经的路径，那么六经是有次第可循的，六经是什么次第？

和阳气的运动变化是一致的，升降出入，循环不已，有升才有降，有出就有入，有开就有合，这是自然法则，所以升已而降，降已而升。你不能升了，不能开了，它自然就不能降。太阳不升，何来阳明的降？

所以，太阳没有开，怎么去通阳明？就等于第一道门都还没有打开，你怎么可能打开第二道门？太阳相对阳明来讲，太阳是表，阳明是里。往往太阳一开，阳明自然也就降了，升降是相因的。太阳开了之后，大便就顺畅了。

为什么说"胃不和则卧不安"？因为睡眠跟阳明有太大的关系，阳明不降，阳入不了阴，睡眠当然不能安稳了。所以，为什么到我们这里来看病的很多患者，在经过第一张处方用药之后，复诊时候的第一句往往是这样的："刘医生呀，吃了你的药后睡得好了。"一看处方，压根都没有用夜交藤、五味子、柏子仁、朱砂等安神的药，用的是什么？用的就是开太阳的方法，用桂枝，用苍术，用陈皮，用生姜……只要太阳一开，阳明就降了，睡眠自然改善。

所以，正所谓医必先明理路而后可言方药。我们一定要在理上先娴熟，反复琢磨六经的气化，气化的理路清晰了之后，治疗的次第也就清楚了。所以这时候的处理必然是去开太阳，而不能够去合阳明。

庖丁解牛的故事，讲的是分割牛肉的人目无全牛，分而治之，前提是他对全牛了然于胸。如果对治疗的次第没有胸有成竹，你就不知道从何下手，可能就是眉毛胡子一把抓。所以我们要反复训练自己，在看似一堆杂乱的问题里，找到症结所在，然后找到第一步的下手处，再一步一步抽丝剥茧，最后解决到根本上。

走出困惑：
遇到『无证可辨』的情况怎么办？

一 病史简要回顾

● **李某，男，41岁。**

患者七八年前确诊慢性肾炎，4年前出现肾功能不全，血压升高，精神状态差，睡眠多梦，腿脚抽筋，容易口干。已在外院行中医治疗并服用降压药，血压控制在 120/80mmHg 上下。平素尿蛋白在（+++）～（++++），肌酐 300 ～ 350μmol/L，尿酸 620μmol/L。

2011 年 3 月转诊到南宁我的学生处治疗，现在尿蛋白（+），肌酐 116μmol/L，尿酸 608μmol/L，血压 150/100mmHg（2011 年 7 月开始停用降压药）。

二　补充诊断细节

刘力红： 你好！当时你在医院做的各项检查报告还有吗？尿蛋白是
多少？

患　者： 那时候尿蛋白在（+++）～（++++）。肌酐到后来就达到
300～350μmol/L，大约持续两年多，尿酸620μmol/L。

刘力红： 这4年做过什么治疗呢？治疗情况如何？

患　者： 这几年主要就是吃中药。去年3月份开始转到您的学生这里
看，今年感觉好得快一些。

刘力红： 吃了医生的药之后，尿蛋白、肌酐、尿素氮、尿酸等化验指
标有下降吗？

患　者： 下降了，现在尿蛋白一个加号，肌酐116μmol/L，尿酸还
是600μmol/L多，尿素氮差不多是14mmol/L。血压现在
150/100mmHg。

刘力红： 血压是什么时候高起来的？

患　者： 去年7月开始停用降压药后血压上升，以前降压药吃了三四
年，一直保持在120/80mmHg。

刘力红： 现在吃什么降压药，剂量多大？

患　者：马来酸依那普利片，一天吃一粒。

刘力红：你讲一讲自身感觉不舒服的情况。

患　者：感觉精神还是不太好，虽然比您学生治疗前好了一些。

刘力红：容易疲乏是吧？除了精神不好，还有什么呢？

患　者：晚上睡不好觉，老是做梦。

刘力红：有腰酸腰痛吗？

患　者：没有。两个月前右脚踝和大脚趾痛，一直痛了两个月，现在不痛了。

患者友人：之前他有痛风，很严重。

患　者：有时候晚上脚抽筋。

刘力红：抽筋是最近出现的还是过去也有？

患　者：两只脚都有抽筋，过去也有。

刘力红：你的饮食怎么样？吃饭以后胃胀吗？

患　者：还可以。不胀。

刘力红：有恶心想吐的感觉吗？

患　者：没有。

刘力红：过去有吗？

患　者：过去也没有。

刘力红：肚子胀不胀？

患　者：不胀。

刘力红：大小便怎么样？

患　者：大小便正常。就是晚上小便要起来两次。

刘力红：晚上小便量如何？

患　者：中等。

刘力红：白天的小便怎么样？

患　者：基本正常。

刘力红：大便次数？大便量？

患　者：大便 1 天 1 次，量不多。

刘力红：是烂便还是成形的？比较畅快吗？

患　者：成形。畅快。

刘力红：有头痛吗？

患　者：头不痛。

刘力红：脖子有不舒服感觉吗？

患　者：没有。

刘力红：头不晕？不痛？

患　者：不晕不痛。

刘力红：胸闷吗？

患　者：胸不闷。

刘力红：咳嗽吗？

患　者：咳嗽现在没有了。原来有支气管炎，好了。

刘力红：口干吗？

患　者：口干。

刘力红：现在喜欢喝水吗？喝得多吗？

患　者：喜欢喝水，喝得多。

刘力红：喜欢喝什么水？凉水还是温水？

患　者：温水。

刘力红：出汗吗？

患　者：不怎么出汗。

刘力红：出汗偏少，是一贯都这样吗？以前好的时候怎么样？

患　者：好的时候是正常的。

刘力红：因为这几年得病后出汗少了？

患　者：是的，有一点怕冷。

> 脉象：他的脉管是一个典型的硬化的血管，指下的感觉很硬。脉象上是紧带劲象。肺脉不是很紧，关部以后的紧象特别明显，或者说，紧象都偏在尺部。

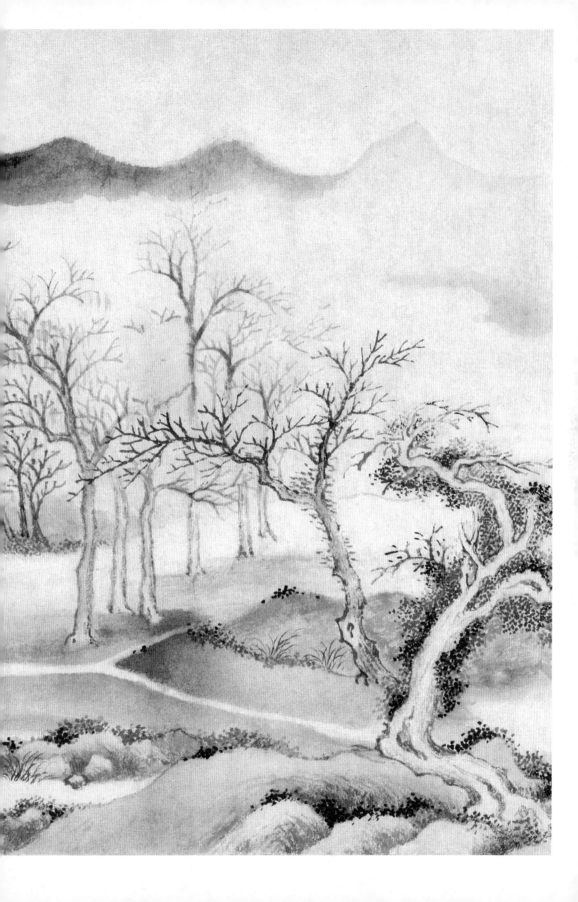

⊜ 临床带教现场

遇到"无证可辨"的情况怎么办？

我们再具体看一下医院检查报告，B超检查单是2008年的，右肾稍微小。最近一次的B超检查提示双肾萎缩，有实质性的弥漫性改变。这几年患者的肌酐逐渐上升，说明肾功能在慢慢恶化。患者不规律服用降压药，曾停用过降压药，停用后前段时间患者血压比较高，7月份的时候曾经高到190/120mmHg，就恢复吃降压药，现在的血压是150/100mmHg。

学生是从去年3月21日开始接诊的，从病历记录上看，她在处理太阳的同时，兼顾理中、开中。后面的处方开始去温少阴，把桂枝法跟四逆法结合起来了。从处方看，整个治疗过程中用药不是那么单纯，桂枝法跟四逆法在交替或者在混杂着用，现在的处方仍然是用附子合到桂枝法里面的思路。

经过这个阶段的治疗，到目前，患者的肾功能检查指标有所变化，他自己的精神和体力也较前好转。说明这一段治疗有一定的效果。

目前患者总体上看，除了腿抽筋和睡眠差一点，起夜 2 次以外，其他没有很特别的情况。大便还算不错，出汗比较少，有一些怕冷，吃饭的情况也可以，肚腹不胀，也没有恶心和呕吐，精神状态不错，口比较干。

对这一类疾病，明明客观检查看起来很糟了，但似乎与患者的主观反应不匹配，看起来症状比较少，对于这类的情况我们该如何来思考？

实际上医生往往不怕患者有问题，不怕有证。对我们来说，有证是好事，有证就有线索，就可以沿着线索顺藤摸瓜，问题就好解决。比如说，如果有太阳的问题，肯定是直接去解决太阳；阳明有问题，直接去解决阳明；少阳有问题就去解决少阳。如果什么证都没有，反而就不知道从哪里下手了。你们是不是也遇到过类似的情况？当我们看不到太阳的问题，也看不到阳明的问题，甚至看不到少阳等的问题的时候，什么都看不出来的时候，怎么办？要从哪里下手？

这个时候，我们就要靠脉上的功夫，根据脉象进行辨证。如果脉上的功夫不过关，又怎么办？我一贯强调，做医生既要从理入，也要从事入，理事要圆融。有时候我们就要从理入，从理上去思维。

就拿我们这个慢性肾炎患者来说，他的病位是很明确的，就是在肾上。他的主观症状确实比较简单，然而从脉象上看，他的脉管是一个典型的硬化的血管，指下的感觉很硬。脉象上是紧带劲象。同时，紧象都偏在尺部。

说明寒偏在下焦。为什么硬化了呢？从中医的视角来说，当然是因为寒，寒主收引，寒会引起僵硬，这是我们常有的经验。

所以我们要想方设法地去温暖下元。当下元得到了温化，血管就会软和，不那么硬了，发生逆转就有可能，那么肾的血流灌注就会改善，血压从而就可能下降。

所以，你们会发现，其实西医也能给我们提供一些路径，来帮助我们从理上分析这个病情。这个时代的中医要了解西医，要明白西医。

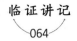

调转兵力，集中力量温暖少阴，兼顾中土

根据患者目前的情况，我们可以集中力量在少阴上。这是值得我们共同品一品的。

从患者当下的脉象"寸关尺"上看，肺脉不是很紧，关部以后的紧象特别明显，或者说，紧象都偏在尺部。

肺脉不是很紧，说明没有很明显的太阳证的指征。

紧象都偏在尺部，是寒在下焦的少阴证。

而之前学生的处方偏在太阳上。现在我们做一个决定，要把太阳的力量收回来，直接走到少阴，去强行地温它。

治病有些时候确实是要投石问路的。想想看，如果这个时候我们仍继续往太阳上去走，会怎么样？

要知道，肾是封藏之本，精之处也。当肾有问题的时候，封藏就一定不行。现在正值冬天小寒节气，正是人要封藏的时候，从天时上来看，这个时候就应该尽量少去开泄。像这样的患者，如果开太阳，势必就又要扰动到肾，用到少阴，太阳少阴相表里，太阳力量不足，必须要靠少阴去支援，但是当肾弱的情况下，还要这样来做，就会雪上加霜。

所以说，我认为这时候应该调转兵力，集中往少阴上去走。肾病的问题，有时候我们需要从太阳去考虑，有时候我们要多考虑一些少阴。很多时候是法无定法的。如何理解法无定法？需要积累，包括临证经验，以及在理上慢慢地去弄透彻。

【处方】

白顺片 75g（先煎）　生白术 15g　砂仁 15g　朱茯神 15g

黄芪 50g　　　　　党参 40g　官桂 15g　淫羊藿 20g

巴戟天 20g　　　　菟丝子 20g　吴茱萸 15g　川木瓜 20g

生姜 60g　　　　　炙甘草 5g　丹参 30g

7 剂，日 1 剂，水煎服。

（注：白顺片先煎两个小时）

从方子上看，基本上把力量集中在下焦，在少阴，兼顾固一固他的土。温其中下，尤其是温暖下元，希望下元慢慢暖起来，能够在填精化气之后，再一点点地温化掉它的伏寒，使他的血压慢慢降下来。

我们在药上做了一下调整，比如，附片原来用60g，我们现在用到75g，尽量把药用得单纯一些。看起来好像没有料理血压，但当我们真正地把少阴温化了，可能血压就会往下走，所以我没有继续用桂枝，而是用的官桂，它跟桂枝不一样，官桂是温里的，吴茱萸也是温里的，力量就专注在下了。

之所以用木瓜，是因为吴茱萸和木瓜都能温肝，有舒筋的作用，而患者有抽筋的问题。

丹参是我后面补上去的，前面我已经写了甘草了，最后还补了一个丹参。寒久了，血肯定就凝了，所以要去化一化他的血。好像这就是灵感来了，觉得要用它，但是从道理上也是说得通的。我们临证中确实还需要灵感，医生永远都需要灵感。有时候，遇到一个患者没有太多让你有入手之处的时候，看起来很棘手，但突然间可能就会有那么灵光一闪，治疗方案就出来了。

今天我先开7剂，看看他服药后情况怎么样，然后再继续讨论。

学习的价值：目睹中医可以治疗大症难症

昨天和今天，我们各看了一个肾衰的患者。从西医检查指标上看，昨天的患者更高，肌酐超过了1000。这些大症，从西医的角度来讲都是很难逆转的。到了尿毒症期，透析是常规的手段了。很多患者的透析是越透越频繁，最后走向恶性循环。对西医来说，患者的病情发展方向是很明确的，作为医生，对这个结局是有些伤感的。

在我们学习班上，虽然大家基本上是做中医的，但实际上大多也西医化了。很多西医不主张用中药治疗肾衰，因为当肌酐升高，肾小球的滤过性变差，到了一定程度，患者用上中药后，血钾就会升高，容易导致心脏骤停。以往我们给住院患者开的中药其实很难进得了住院病房。大部分住院的患者，只能按照医院的既定方案治疗。

我们看的这两位患者，至少在我们这里就医期间是没有在外院住院的。这两个肾衰患者经过中医治疗，用过中药后效果都比较理想，客观指标在明显改善，生命质量也大大地提高。再举一个例子，从前我治疗过一个西北地区的男患者，很年轻，舌苔非常厚，两个肾都萎缩了。经过中医治疗，一边温化少阴，一边去化中焦的湿，结果两个肾逐渐都恢复正常了。影像学显示他的两个肾全部恢复正常。西医医生一边看着检查报告，一边说："难以置信，怎么萎缩的肾就能够好起来呢？"

如果要比较治疗费用，中医的费用是很低廉的，即使现在药涨价了，一剂药也不过百来块钱而已。相较住院，这个费用已经不值一提了。

在西医看来，好像这些都是让人觉得不可思议的事情；而对我们来说，其实并没有什么特别之处，说白了，就是用扶阳的方法。因为肾萎缩实际上也是阳的不足。中医讲，阳虚则寒，寒就收缩了，如果慢慢地暖、慢慢地温化，根据物理学概念，热胀冷缩，就是这么简单。如果再去用寒凉的药，肯定就是雪上加霜了。所以，如果没有好的思路，没有好的方法，路子不对，仍然不行。患者之前不是没有在外面治过，他来这里之前曾经看过不少中医，也吃过很多中药了。当然，我们也不是个个都能治好，但是这些案例足以说明中医确实是能够解决大问题的，就是靠那么简单的一些药，一些大症难症，慢慢地就会好转。如果你们觉得还有疑问，建议在下课后好好再去面对面采访一下这些患者。

我们成立"同有三和"的目的之一，就是想把我们在临床中实践感受和领悟到的点点滴滴，利用这个平台，让更多真正发心来学中医的人能够亲眼看到，能够对中医进一步生起信心。之前大家听到、看到的可能很多都是中医不行、不能。但是当经历这样的事情越来越多，你的信心就会逐步产生。如果大家作为中医师都不知道中医能治肾病，那普通老百姓就更不会知道了，这确实也是很令人感慨的。所以，各位不去弘扬中医，谁来弘扬呢？应该当仁不让！

阴阳视角：敢于打破『中医内科学』的思维

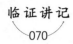
病例五：
双肾结石等
许某　男　42 岁

一　病史简要回顾

● 　许某，男，42 岁。

● 　主诉：发现双肾下极结石及混合性包块五六年。

2011 年 4 月检查发现右侧输尿管第一狭窄处堵塞，右肾积水。已行两次碎石术，第二次结石碎成两半，但还是没有排出来。10 月发现右肾混合性包块，肾肿大，先在百色当地医院行 CT 检查，医生怀疑肾癌，建议手术。后又赴南宁某医院进一步检查，不能确定肾癌，怀疑可能是因为碎石引起的肾脏局部血瘀血肿，要求手术治疗。

患者不接受手术，11 月到南宁意欲寻我诊治，未果，遂于我学生处治疗。目前开了 6 次药，感觉好像右边的结石排出，包块还在，左边的结石还有。

（二） 补充诊断细节

刘力红： 你是什么时候，在哪里用中药排石呢？

患　者： 去年 4 月开始在我们当地一个土医那里治疗。

刘力红： 石头是什么时候下来的？

患　者： 去年 12 月 9 日。

刘力红： 右肾还是肿大，但是大小有没有变化呢？

患　者： 有变化。昨天做了一次 B 超，右肾比原来小了 8mm，但那
　　　　　个包块还是差不多一样。

刘力红： 看医院检查单显示"混合性包块"，没有说包块的性质。百
　　　　　色的医生考虑你是肾癌？

患　者： 后来南宁某医院的医生说应该不是肾癌，这个包块的变化不
　　　　　大，基本上跟之前一样，但是整个肾比以前小了一点。

刘力红： 过去肾脏有什么问题吗？肾功能好吗？

患　者： 没有什么问题。肾功能好。

刘力红： 西医方面还有什么补充的？

患　者： 没有了。

刘力红： 现在你自己的症状表现是什么？有什么不舒服？

患　者： 原来站久了腰背痛，现在也还有一点，这段时间体力都很充足，没有劳累感。

刘力红： 后腰左右两侧有没有哪一边更厉害？发不发硬？

患　者： 没有。不发硬，就是有酸胀感。

刘力红： 原来的精神和体力怎么样？

患　者： 之前精神体力还很好。后来做了两次体外振波碎石后，感觉人很容易累，体力没有像以前那么好，现在吃了一段时间中药后体力又恢复了。

刘力红： 头有不舒服吗？有没有头痛、头晕、头胀？

患　者： 都没有。

刘力红： 脖子有问题吗？

患　者： 脖子经常落枕。

刘力红： 脖子经常不舒服，是觉得酸累还是觉得硬呢？

患　者： 觉得硬。脖子也去医院拍过片，稍微有一点增生。

刘力红： 口干口苦吗？

患　者： 有，平时水喝得很多。

刘力红： 咳嗽吗？

患　者： 没有，只是早上起来后，八九点钟这段时间咽喉里面有异物感。咳又咳不出，干干的感觉。

刘力红： 胸闷吗？

患　者： 不闷。

刘力红： 胃有不舒服吗？

患　者： 胃可以。

刘力红： 吃饭怎么样？

患　者： 胃口一直都很好。

刘力红： 吃下去也不胀？

患　者： 不胀。

刘力红： 肚子有不舒服吗？

患　者： 没有。

刘力红： 现在大小便的情况？

患　者： 大小便都很正常，一直以来都是早起后排一次大便，比较顺
　　　　　 畅，但是比较稀一点，不成形。

刘力红： 大便不成形有多长时间了？

患　者： 很久了，好像一直以来都是这样。吃完早餐排稀便。

刘力红： 四肢有什么不舒服或者疼痛吗？

患　者： 没有。

刘力红： 睡眠怎么样？

患　者： 很好。晚上睡觉前看一会儿书，马上睡着了。

刘力红： 爱出汗吗？

患　者： 没有。

刘力红： 没有其他补充了？

患　者： 没有。

脉象： 左脉有弦象，右边肺脉、脾脉都有滞象，肾脉比较弱，比较短。

（三） 临床带教现场

这位患者的病情大抵如上述。

从去年 11 月 3 日开始，周医生接诊这个患者，处方基本上是桂枝法合了化石的一些药，如海金沙、金钱草、鸡内金等，然后慢慢就合上了附片。总体上看，是桂枝法跟四逆法交替在用。当石头排下来了，后面的几个方就去掉了化石的药。

应该说治疗后有一定的效果，比如右肾的石头出来了，之前的排石和碎石都没有排出来，但左肾的石头还在；碎石后人没有精神，容易疲惫，现在治疗后精神好转；右肾整体上有点缩小，说明肾肿大的情况有所改善，没有进一步恶化。

但是包块没有太多的变化，看最近一次 B 超检查单上显示包块尺寸是 72mm×50mm，跟之前比相差不大，也可能是因为拍摄角度不同，但综合起来看可能没有变化。

综合而言，我认为前段的治疗取得了一些疗效。

透过现象看本质

我们刚刚详细地问了患者，我们做医生的不要被患者的话带走，也就是说，不要听说他肾上有石头，有包块，肾肿大，就容易一个猛子扎到肾上去了。

虽然从目前看，以上问题的出现，很明显的一个诱因就是结石。但是结石只是一个现象，我们透过现象看本质，首先就要善于抓住现象，这就可以通过问诊来实现。

问诊问得好，就不至于遗漏重要信息。有关问诊，《十问歌》说："一问寒热二问汗，三问头身四问便，五问饮食六胸腹，七聋八渴俱当辨，九问旧病十问因，再兼服药参机变。"这个歌诀希望大家记住，在临证问诊的时候参照，从上往下细细询问，不要遗漏。

但是切记，一定要参机变，而不是一听说病在哪里，就去治哪里。这是现在不少糊涂医师的做法。如果没有这个定见，很多人就要往化石、弄掉包块这条路走了，这就是"对病欲愈，执方欲加"，像他这样一个病是最容易诱导我们往下工的路上去的。

所以，我们强调一定要临证察机。对于结石应该怎么考虑呢？

不少人认为主要是湿热煎熬而成。通常《中医内科学》治疗结石的常规是清热利湿，破石、化石。因此像金钱草、海金沙、鸡内金、穿破石这些药常常会用到。另外像滑石能够化石，也是治疗结石很好的一味药。《神农本草经》里面治疗结石的药还包括芒硝，芒硝本名叫朴硝，它能够化 72 种石头。20 世纪 90 年代之前我还很喜欢用这些矿物类的药。

结合这个患者的具体情况，他的结石跟湿热煎熬成石有所不同。我认为，之所以泌尿系统有石头，关键就是因为气化出现了问题，当气化不好了之后，水液的循环就会不流畅，也就是说水的流动性不好了，就容易导致沉积成为砂石，这就不是湿热炼成的砂石。因此，治疗泌尿系结石的根本方法就是去帮助气化，让气化恢复正常，石头的问题就可以顺利解决了，而且也不容易再形成新的结石。这是中医整体观，是中医解决泌尿系结石的思路，千万不要见石化石。这种泌尿系的结石相对胆结石而言是比较容易出来的。胆结石治疗难度确实要大一些。

早些年的时候，我喜欢用《伤寒论》的猪苓汤治疗结石，效果很好，不过要符合猪苓汤证，比如要有下利、睡眠不好、咳嗽等条文所提到的症状，如果完全符合指征，那么是可以用猪苓汤的。但换作另外一个患者，猪苓汤就不一定有效果，为什么呢？因为中医一定是辨证施治，这一点我们始终是不能够忘记的。

尤其是参加完这次课程之后，大家一定要建立六经的眼目，眼目在哪里呢？就是六经病的提纲条文。正如郑钦安先生所讲："学者欲入精微，即在伤寒六经提纲病情方法上探求，不必他书上追索。"他把六经提纲条文的重要性提到了这样一个高度，是值得我们细细玩味的。

此外,中医的整体观要用起来,对一个人的整体性认识一定要建立起来,否则就一叶障目不见泰山了。作为医生,你要先跳出来才能看得到全局。另外我们可以通过详细的问诊来了解全貌,比如参照《十问歌》的顺序。整体观念树立起来之后,你就会有全局的思维,也可以见微知著,就不会割裂看问题了。

牢记"临证察机,使药要和"

下面我们进一步具体分析患者的情况。方才把脉的时候,左脉有弦象,右边肺脉脾脉都有滞象,肾脉比较弱,比较短。

患者有项强的问题,平时容易落枕,落枕就会影响到颈部的两侧,就会影响到少阳。这是一个容易忽视的细节。

同时他也有口苦口干,喉咙也经常干,这些也是少阳的消息。

大便长期烂,说明太阴也有问题。

透过这些信息我们就能够知道,首先,太阳有问题气化就会不好,气化不好就容易成为结石的一个诱因。

其次,少阳有问题,少阳主胆,少阳还跟三焦有关系,三焦是"决渎之官,水道出焉"。因为三焦不能决渎,所以他肾的气化就成了问题,导致两个肾都有结石。

这是本病的病机。

如果不把这些情况都考虑清楚,不把太阳的气化恢复,不把决渎之官弄清楚，即使在肾上下再多的工夫，也不会取得很理想的效果。即使把石头粉碎了、排掉了，他也会有新的石头长出来，甚至会有新的问题。

所以治疗上，我们就要去拨动一下太阳，去疏解少阳。

昨天在课堂上看那位肾衰患者的时候，我曾经谈到冬天是封藏，是藏精的季节，这个时候不宜去动太阳，尤其是像肾衰这类肾精亏虚的患者，更是尽量能不动就不要动它。这是考虑因时制宜。

但是在考虑因人的时候，比如今天这位患者，从总体上看情况就比较好，还远没有到昨天那个肾衰患者的程度，说明他的肾还是有不少"本钱"的。所以既然他的太阳证很明显地摆在这里，那就还是要去拨动太阳的。其实，前面的治疗也一直在这样走，但是用药上可能不是那么纯粹或者精纯。

那么，当太阳拨动了之后，第二步我们要去疏解少阳，今天上午我在课堂上讲了少阳，讲到了柴胡桂枝干姜汤，我也是同意用这个方。理由是他也明显有太阴的问题。按陈慎吾先生的意思，就是说已经出现少阳转到太阴的机变了，这种情况就可以用柴胡桂枝干姜汤，实现少阳太阴两调。

这几步走好了之后，后面我们再回到少阴，回到肾的本位上，去温暖肾水，把气化之源逐步调理好。

【处方】

方一：

桂枝尖 20g	苍术 15g	白芷 15g	石菖蒲 20g
陈皮 15g	葛根 20g	法半夏 20g	茯苓 15g
小茴香 20g（炒）		生姜 30g	炙甘草 5g

5 剂，日 1 剂，水煎服。

方二：

柴胡 24g	桂枝尖 15g	干姜 30g	黄芩 15g
花粉 15g	生牡蛎 60g	金钱草 30g	滑石 30g
瞿麦 15g	车前子 30g	炙甘草 6g	

7 剂，日 1 剂，水煎服。

第一个方属于桂枝法的化裁方。我在里面加了葛根，葛根是颈项的专药，《伤寒论》里面凡是遇到"项背强几几"的时候，一般都会用葛根，比如用桂枝汤加上葛根去开解太阳。

另外，考虑到颈项这个地方除了跟太阳有关系外，跟少阳和肝也有很密切的关系，所以用小茴香去温一温他的肝，作为辛散之品，它对开太阳的桂枝基本上没有什么影响。

第一个处方开 5 剂就可以了，不用太多，之后我们就可以转到少阳去了。目的是转动枢机，再就是通利三焦的水道，希望通过对少阳枢机的转动，能够使三焦的气化好起来，那么水道就能够通调，就有利于双肾功能的改善。所以在这个方子里面，我们合上了一些通淋、利水、化湿的药，比如金钱草、滑石、瞿麦、车前子，等等。

大家看第二张处方里面，生牡蛎用量特别重，有60g之多。我们学过《中药学》会知道同一味中药有几种不同的作用。比如说，牡蛎既具有收涩的作用，也有软坚散结的作用，因为它本身就是生长在海水里，所以尤其能够散水里面的结。此外，我们没有用其他散结的药物。因为要针对患者肾上的结和肿块，发挥出牡蛎的散结、破结作用，这种情况用量少不行，要用比较大的量，所以我用到了60g。这个方要守多长时间？目前来说，我们还不能十分肯定给出剂数，具体要看一看他吃了药之后口苦口干、咽干等症状的变化，就是说看少阳证以及脉象等的变化后，我们再去决定药方用多久。

不过，最后一定是要走到少阴，要去温少阴，去暖肾水，去加强气化。只有这样，无论是对包块，还是结石，才能够有希望逐步化解掉。

特别提醒，要把握一个原则——有法有守。一定要在坚持立法的基础上去适当地守方，如果用药要调整，也是在立法的基础上去做调整，这么大的包块要消散，是需要时日的。千万不要立法也全部改变，这样一来用药就跟着乱了，整个治疗方向就完全不同了，就很难达到预期的目的。透过这个肾结石病案，大家对临证可能就会更加地清晰明了。

敢于打破中医内科学的思维，回到
阴阳视角辨证论治

老实说，我们这些学了中医内科的人也往往是"对病欲愈，执方欲加"。在座的周主任提到这个患者属于淋证中的石淋，按照教材就依石淋去治了。

确实，根据《中医内科学》教材上所讲，先要对病下一个诊断，然后分型分证，最后再出相应的方子。基本上你是哪一个证就对应用哪一个方。如果按照这套方法，你就很容易走到执方欲加的路数上去，就不可能跳出来看到他有太阳、少阳的证了，对不对？

其实中医本身是很活泼的，所谓的分证型套方子把我们的思维引到一个很狭隘的地方，很容易导人以误区。不少中医学人自从学了中医的几大分科，以为就可以在临床上游刃有余，就放弃了中医经典，放弃了其他的学习，就只认教材上的说法，对中医来说这是一个很可怕的事情。事实上，很多人学了内、外、妇、儿科学，毕业了还是不会看病，这是值得我们反省的。中医是否有真正的内科，是要打上一个问号的。

我们从过去的广西中医药大学一附院的经典中医临床研究所，一直到今天的同有三和，这么多年来一直都在探索一条中医临床人才的成长道路，事实证明了我们这样的一个学习路子，这样的培养模式，还是卓有成效的。大家的苦心总算没有白费。只要方法对了，那就熬着，就受着，最后能够受得了的就出来了，做学问就是要这样。

今天在座的有仁爱分院的领导，他是学西医出身，自然没有系统学过中医，今天来听这个课程觉得特别有收获。我的夫人赵老师，以及长期支持我们的林源集团，听到同学们在课堂上的反馈，看到同有三和集体里面有一些医生已经率先成长起来，对一些大症难症都能够独当一面，至少不胆怯，有的还能够获得非常好的疗效，都感到比较欣慰。

用阳化阴：
在『阴阳合一』的『极』上来看

一　病史简要回顾

- 农某，男，50岁，2012年1月11日接诊。
- 主诉：反复咳嗽咯痰20余天。

患者素来形瘦，今年冬至前出现持续发热2日，体温39℃左右，怕冷，因出差途中不便就医，自行以小柴胡颗粒冲服，烧退后咳嗽反复，至今不愈。

现仍偶咳，痰色白，易咯出，伴胸闷、胸痛、口苦、鼻塞、流清涕等症状，无头晕头痛。口略干不欲饮，汗少，纳尚可，凌晨3~5点容易醒。精神倦怠，常感疲乏无力，近10来天身体消瘦，体重减轻10公斤。体检发现陈旧性肺结核，右侧胸腔积液。

二 补充诊断细节

刘力红：你胸闷了多长时间呢？

患 者：发烧以后才胸闷的。胸还有点痛。

刘力红：白天咳得多还是晚上多？

患 者：都是白天。

刘力红：有痰吗？什么样的痰呢？

患 者：有，都是发白的。

刘力红：痰是很稀的，还是很黏的？容易咳出来吗？

患 者：比较黏，容易咳出。

刘力红：其他还有什么情况呢？

患 者：感觉口苦。

刘力红：鼻塞吗？

患 者：有。

刘力红：还流鼻涕是吧？

患 者：有。

刘力红：是清涕还是浊涕？

患 者：清的。

刘力红：头痛不痛？

患　者：不痛。

刘力红：头既不晕也不痛？

患　者：不晕。

刘力红：脖子有不舒服吗？

患　者：有。

刘力红：脖子痛是经常性的还是最近才痛的？

患　者：经常的。

刘力红：口干吗？

患　者：口干，但平时很少想喝水。

刘力红：吃饭如何？胃口很开吗？

患　者：从感冒开始就一直口苦到现在，所以吃饭没有味道。

刘力红：吃下去以后胃胀吗？

患　者：不胀。

刘力红：胃不胀，肚子也不胀吗？

患　者：不胀。

刘力红：大小便怎么样？

患　者：正常。

刘力红：出汗的情况怎么样？

患　者：很少出汗。

刘力红：睡眠的情况？

患　者：历来都是 3～5 点钟醒，第一觉很好。

> **脉象：**患者的脉象沉紧，脉末有浮象，右脉沉紧。

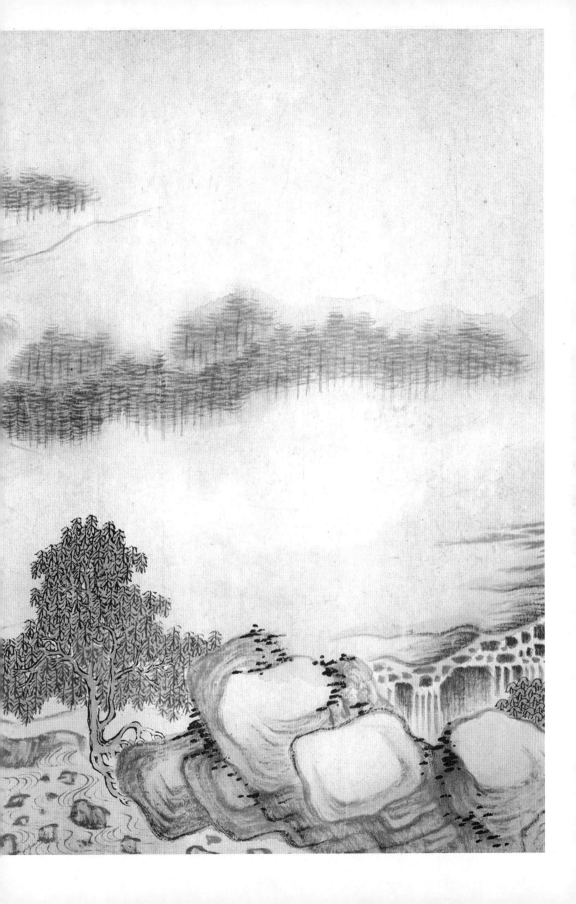

(三) 临床带教现场

退烧不意味着表证完全解除

这个患者的病史比较简单。虽然烧是退了，但目前他还有鼻塞、流清涕等症状。

显然这是太阳的问题。按照六经辨证的次第，仍然是要先去开解他的太阳，并兼顾里的问题。

按常理来说他的脉应该有浮象，但是现在浮不起来，反而右脉是沉紧的。为什么呢?

因为太阳表被寒所闭，导致肺络不畅，就容易引起水液的停滞，形成胸腔积水。在体内有水饮之邪的情况下，脉是浮不起来的，正如《金匮要略·水气病脉证并治第十四》所说:"脉得诸沉，当责有水。"水本身是阴邪，其性沉重，会阻碍脉气的流动，所以他的脉显的是沉紧的象。

这样的脉象可能不容易辨识到病在太阳，而且距离发烧已经过去二十天左右，也容易让我们忽略掉太阳的问题。虽然患者的脉没有表现为浮象，但是从他的证上来看还在太阳无疑。诸证当先解表，所以我们依然还要再去疏解太阳，去疏导肺络。

根据经文的提示，少阳的脉也可以是沉紧的，如《伤寒论》少阳病篇的条文："本太阳病不解，转入少阳者，胁下硬满，干呕不能食，往来寒热，尚未吐下，脉沉紧者，与小柴胡汤。"那么这个患者的问题在不在少阳呢？要不要去处理少阳呢？

结合该患者的实际，太阳的问题依然存在，不管是否存在少阳证，按照六经的次第，也是应当先解表。等太阳解了之后再根据情况变化来处方用药。

另外，要知道，太阳和少阳的关系是开机和枢机的关系，彼此之间是相互影响的，在《伤寒论》中，柴胡剂大量运用在太阳病篇中，所以，我们既可以通过转动枢机来调节开合，也可以通过调节开合来恢复枢机，在三阳病篇中有不少类似的条文，大家可以仔细体察。我们在临床中也经常会看到，有时候太阳开解了以后，少阳的问题也就自然解决了。

【处方】

紫菀 15g	苍术 15g	石菖蒲 20g	陈皮 15g
法半夏 20g	茯苓 15g	白芷 15g	南山楂 20g
瓜蒌壳 15g	杏仁 15g（打）	炙甘草 5g	生姜 30g

7 剂，日 1 剂，水煎服。

临床的过程中，在症状都不典型的情况下，有些时候我们是需要去探路的，比如看患者用了第一个处方以后有什么反应，再考虑下一步，看少阳的问题还在不在，然后再继续往下走。

这个方子实际上很简单，因为典型的太阳寒证不多，所以我们这个方主要是用了紫菀法的药物，属于桂枝法的一个变法。

没有用桂枝，用了白芷，白芷也有辛散的作用。

整个方子的目的是去宣发、疏导他的肺络，宽一宽胸，散一下肺寒，让肺的宣发肃降功能能够慢慢地恢复或者改善，希望对他的病情会有帮助。

从口渴的辨识体会用阳化阴

结合这个病例来看，为什么要给患者用阳药？

因为我们是在极上，就是在"一"上用功，在"一"上阴阳是合一的，阴阳是一体的。《黄帝内经》的观点是阳生阴长，阳杀阴藏，实际上我们慢慢临床之后就明白了。当我们作用在阳上的时候，如果阳气流畅，阳的气化好了，那么对于阴来说也有很多裨益，比如属于阴的血和津液，血的生化就会好，津液就能更好地输布流通。

对于患者的口渴，为什么最近除有一次用了柴胡桂枝干姜汤以外，其他大多数时候我们并没有直接去考虑生津，而是疏导肺络，专注在患者的咳上面？

如果大家能够跟踪到下一次治疗，就会发现他的口渴会得到明显改善。为什么呢？

我们知道太阳是主气化的，《素问·灵兰秘典论》云："膀胱者，州都之官，津液藏焉，气化则能出矣。"当太阳开解了之后，排出去的是浊，升上去的是津，自然口渴这个问题就会解决。而不需要你直接去补津生津，这也就是为什么中医一再要讲"必伏其所主，而先其所因"（出自《素问·至真要大论》）。

导致患者口渴的原因到底是什么？这需要我们去思考，去辨别。前年我跟女儿去走玄奘之路，在沙漠戈壁上行走，当时天上有大太阳，当地气候又很干燥，人又在行走，这个时候的口干，用点麦冬、天花粉、沙参之类的熬水喝，生津止渴自然是最好的。但现在我们在南宁这个地方，天气很潮湿，又时时可以喝水，为什么还会口干呢？

大家想想这个问题，你就一定会考虑这是津液不流畅，津液的气化、起承转合这些有问题了，那么你就不会第一时间想到要去生津止渴。因为在这样的条件下，如果还用生津止渴的这些阴药，就会更加阻碍阳气的气化，导致气化越来越差，即使有效也是短时间的。我们只有抓住了口渴的因，才能从根本上解决问题，否则眯着眼睛去搞，肯定搞不好中医。

所以只有用阳才能够化阴，具体来说"用阳化阴"包含两层含义，一个是用阳气把阴邪化掉，另一个是阳生阴长，用阳把真阴生发出来，不是说用阳就会耗阴。当然，这里有一个前提，就是辨证、识证，当遇到真正的大热，比如正阳明的热，如果你还用阳药，那肯定就不对了。

为什么说在理上一定要搞清楚，我们反反复复地强调这个理，就是这个原因。记得在前年的"扶阳论坛"上，我就讲到，有人说扶阳学派是以偏概全，我认为不是以偏概全，而是以偏见全。这个偏看起来好像是偏，但我们透过这个偏见到的是全体。以偏概全的说法恰恰是因为没有上升到极上来看，如果能够在阴阳合一的极上来看，就会发现扶阳扶助的是全体，这叫作以偏见全。这边是阴，那边是阳，都是从这个根上派生出来的。

西医检查对中医看病可以作为参考，
但是不要陷进去

患者有胸闷这个症状，这是患者给我们提出的一个问题。胸闷如何来思考？

如果诊脉水平很高，可能通过把脉就能够知道他有胸腔积液。这例患者的脉象沉紧，紧为寒，沉主里，且水饮的本性亦属于寒，因此，根据沉紧的脉象判断其里有积水（胸腔积液），在逻辑上是成立的。而且经典的教证也是这样指出来的（见上面《金匮要略》引文），但也并非所有的沉紧脉都意味着有胸腔积液，所以诸如此类的临床问题还得在临证中好好历练。当然这并不一定会妨碍我们的治疗，但是在对疾病预后判断的精准上还是会有比较大的影响。

我们希望我们中医的学问做得真正扎实，比如脉上的功夫纯然了，实际上多数时候我们并不需要参考西医，但是还得承认，就目前的功夫而言，我们还有欠缺，远远没有达到纯熟，这个阶段能够借鉴西医的检查，也是弥足珍贵的，不丢人！

但是，我在这里很想强调一点，对于西医的检查结果，我们只能用作参考借鉴，千万不可用它来主导我们，更不能用它来左右我们的辨证施治。其实，这是一个坑，一个很深的坑。几十年来，有太多的中医人掉到坑里，不能自拔，这样一来，中医的灵魂就丢失了。

比如就像这例患者，如果一看到拍片结果就想着怎么去消除胸腔积液，就想着用葶苈大枣泻肺汤，或者用甘遂半夏汤，这样的话就走入"对病欲愈，执方欲加"的一路了。我们还是要按照中医的路数，严格地辨证论治，该怎么走就怎么走。

所以，对于西医的问题，我的看法是，做中医的必须了解西医，要做到心中有数。因为毕竟目前很多人根深蒂固地认为"普世的语言"是西医，甚至法律也是以西医为依据，这一点我们头脑要清醒，你不认不行。而且弄对了，西医的东西也会给我们带来很多有益的启迪，对病情的预后会带来更精确、更符合大众心理的判断。

医生应该如何看待自己临床上的差池？

本次诊疗的是"咳痰胸水"的案例，我顺便再说个"咯血肺炎"

的案例。

前一段时间我接诊了一位老人家，他被很多医院怀疑右下肺重症肺炎，整个肺部右下角大片的阴影，胸片显示有絮状的影像学改变，伴有咯血。

我给开了一周的药，其实方子很平常，跟前面刚讲过的"咳痰胸水"案例患者的用法差不多，很多的咳嗽患者我也这样用。不过因为这个患者有咯血的症状，说明已经损伤到了肺络，茜草色红，可以入血分，可以宁络，所以我就在疏导肺络的方子里面加了一味茜草。就这样一个方子，他吃了药之后，咳出一条很长的血块，之后咯血就停止了，咳嗽也少了。

严格来说，像这例咯血的患者，开药是不能够开多的，卢门过去的习惯是只开3剂，因为3剂之后，病情可能就变了，方子就需要调整了。最多也是开5剂，五日为一候。所以严格来说，这个患者应该也只开3剂，后续再随证治之，但是因为约号太难，不能保证及时续方，也只有勉为其难，多开几剂。

这位"咯血肺炎"患者，不会是一般的感冒咳嗽，也不像是普通的肺炎，因为感冒咳嗽或普通肺炎一般不大会咯血。所以这个患者不能排除结核病，或者是肿瘤的可能。一周之后，我就要求他们到结核病专科医院去看一下。

医生看了第一次的胸片，发现患者既没有住院治疗，又没有门诊输液，只吃了点中药，就非常严肃地批评了他们。他们提出想再拍片复查一下，医生认为现在没有必要复查，因为按照常规，使用抗生素也至少要两三周才有可能改变，但后来还是在患者女儿的强烈要求下复查了，经过对比两张片子，一周前旧片的絮状阴影都不见了。医生很吃惊，语气也改变了，建议继续中医治疗。

大家看一看，就这么一张轻描淡写的方子，就只吃了 7 剂，为什么影像学上会有那么大的改变？从中医的角度很好解释，就是抓住了病情的"机"，"机"一拨动，就能峰回路转。那么从现代的角度呢？又能给我们带来什么样的思考呢？

这位患者咳嗽、咯血，经过 3 个方子的治疗，症状控制住了，就连原有的鼻炎和头痛的问题，也得到大大的缓解。但即便如此，做医生的也不能掉以轻心，得多思考一下，为什么他无缘无故地一下子就出现这样严重的问题？肺部会出现那么大片的阴影？而且还伴有咯血。这后面的隐患和真实原因，我们能否体察到呢？

我在这例患者咳嗽咯血症状基本消除后，就开始用了附子，可是用上了附子之后，患者出现牙痛，通宵睡不着。这说明什么呢？

说明对患者接下来的"机"就没有把握住。用附子没有错，但是时机还没有到，路还没有通，还有堵塞。附子是一盆火，你一盆火放下去，下面的路又不通，它不就冲起来了吗？当你把路疏通了以后，那火才会稳稳当当地沉到下面海底去。所以，尽管这个时候复查显示病灶已经吸收了，但这并不意味着我们就可以用附子，更不意味着可以收功了。中医的事，一定还得按中医的路子来办。片子没有问题，不等于肺络就通畅了，这其中有关联，但又是两码事。

我讲这个病案的用意之一，就是希望大家不要认为经过这次课程后，开药就不会有闪失了，这可能还做不到。常言道：理可顿悟，事须渐修。我们反复强调《医诚》的重要性，希望大家牢记在心。作为医生，我们必须明白，即使治好了再多的病，自己都不能够昂头戴面，不能够有自诩之貌。你就是治好了千百万的患者也不能够这样，这是一个医生的基本素质。

更不能一遇到反馈说效果不好，医生就生气，跟患者发火。临床上，有的医生是这样的，有效果就很高兴，没有效果，就会质疑患者："怎么就你没有效果呢？你一定没有好好吃药吧？"这就是孙思邈所说的"医人之膏肓"了。

为什么说在我们这样的学习阶段，最好不要一次性给患者开那么多剂药呢？因为这样做的话，就算有错误，我们可以及时调整、及时纠正，从而避免酿成大错。

为医的过程，是不断学习、不断纠偏纠误的过程，有些时候是需要去投石问路的。不犯错，不经历曲折，我们也很难真正成长起来。东坡先生为什么说"学书费纸，学医费人"，其实也是这个道理。

从师太教子故事谈中医根基的重要性

我的师父李阳波当年学医的时候，他的母亲是西医，是一个妇产科大夫，他的父亲是个中医，一个农村里普普通通的老中医，老家在贵港平南，我还跟师父去过，要坐船才能到。不过师父并没有跟他父亲学，因为他对父亲的中医水平并不看重。所以师父学中医完全是自学，是从《黄帝内经》开始学的。在他刚开始学医的时候，他的母亲见地就很高远，叮嘱他：你要真正想学中医，听我一句话，10年之内不许碰西医，你能先做到这点才能学好中医。我师父说，行！答应了师太。其实师太的用意很深，当一个中医的根基还不牢固的时候，是很容易被西医牵着走的。

以前面所讲的"咳痰胸水"病案为例，如果我们中医的根基不牢，十有八九一上来就会想着用什么办法去消胸水，因为胸水这个信号太强烈，一下子就把我们的思维牵进去了。但是，大家一定要记住，不管他什么水，也不管疾病是什么性质，如果你要用中医治疗，那就不能忘记辨证！

回顾一下这次课程上大家看到的这些患者，无论是尿路感染，还是已经发展到肾衰的程度，作为中医，无一例外地必须坚持辨证施治的原则。"无问其病，以平为期"，不是说患者肾衰了，我就用一个治疗肾衰的药，胸水了，我就用一个消胸水的药。我们看上去，好像是一个治感冒的方子，但却能把肾衰治到这样一个程度，中医的奇特就在这里。

中医是尚礼的医学

中医治病的真正核心，还是去恢复生命的秩序。为什么我们说中医是尚礼的医学？大家可以细细去品，否则有时候我们自己也没有办法解释我们的疗效，为什么这么轻描淡写的一些药会有这样的效果？如果这些不弄清楚，你就很难理解为什么我们要把中医叫作尚礼的医学。用卢师的话，临床就是轻轻拨、慢慢敲，使机体本然的秩序得到恢复，最终还是把问题交给机体自己，那么再复杂的问题机体自己也是能够处理好的。也就是说，如果医者能够帮助机体把束缚生机、束缚气化的这些东西拿掉，机体自身的恢复力还是很了不起的，一定不要小看我们自己。这个在《素问·五常政大论》里面叫作："无代化，无违时，必养必和，待其来复。"

西医的祖师爷希波克拉底跟中医一样，也是首先考虑怎么样去恢复机体的自愈力。机体之所以会出现疾病，就是这一套系统被障碍、被破坏掉了，我们需要做的工作就是去重新恢复它，仅此而已。在这一点上，中医、西医如出一辙。

今天在座的有西医出身的同仁，而且是从急诊摸爬滚打出来的，在参加了这次经典课程之后，很有感触地跟我说，他希望有更多的西医同行来参加这个经典中医课程，这对拓展西医的认知是很有好处的。确实，中医需要认识西医，西医同行们也需要了解中医。

治疗次第：
给『后面的治疗』创造条件

一　病史简要回顾

- 姜某，男，65 岁，2012 年 1 月 11 日接诊。
- 主诉：确诊"肾病综合征"4 年。

患者全身水肿反复发作，但肾功能一直没有问题，近期服用免疫抑制剂山海棠后出现肾功能损害，西医检查尿素氮 19.5mmol/L，肌酐 232μmol/L，尿蛋白（+++），管型（+++）。

刻下为首诊后第七天，前述全身浮肿，纳差，饭后欲呕吐，小便量极少，大便调，腹胀。首诊用药 1 周后，纳较前好，精神好，但水肿改善不明显，气喘有增。

二 补充诊断细节

刘力红： 呕吐的情况怎么样？

患　者： 比较少。原来水肿最严重，在那么多症状里排第一位，胃口不好是第二位，现在我觉得气喘应该是第二位，胃口降到第三位了。

刘力红： 这一周水肿有没有增加呢？

患　者： 增加一点，阴囊等部位肿得太厉害了。

刘力红： 小便呢？有没有吃利尿药？

患　者： 尿很少。利尿药还在继续吃，西医开的是每天3片，后来减到（一天）两片。

刘力红： 为什么减呢？

患　者： 西医主任说那个药不能连续吃，要吃两天停两天，我就没敢吃那么多，但是越不吃就越没有尿。

刘力红： 口干吗？

患　者： 口干，很想喝水，但是不敢喝。

刘力红： 大便怎么样？

患　者： 一天一次，成形。

刘力红：腹胀的情况呢？

患　者：比原来缓解，还是有一点，不能吃很多，吃多了还是胀，但是比原来好多了。

刘力红：其他还有什么补充？

患　者：没有，现在就是水肿、气喘、腿软。

刘力红：精神上这几天有什么变化吗？

患　者：精神上都差不多。

患者家人：蛮好，如果不运动，比如吃饭什么的，状态还不错，说话声音也挺洪亮，都还可以，就是人一动起来就气喘。

刘力红：出汗呢？

患　者：没有怎么出汗。

刘力红：胸闷不闷？

患　者：有一点。

刘力红：咳嗽吗？

患　者：一冷一热，温度变化就咳。正常穿好衣服了就不咳，咳嗽好像很深，有痰吐不出来的感觉。

刘力红：还有什么其他补充吗？

患　者：血压偏高。

舌象：舌质淡红，边缘有很多齿痕，苔薄白。

脉象：脉沉弱滞，略紧。从脉象上看，左脉沉象没有右脉那么明显，肺脉有一些滞。

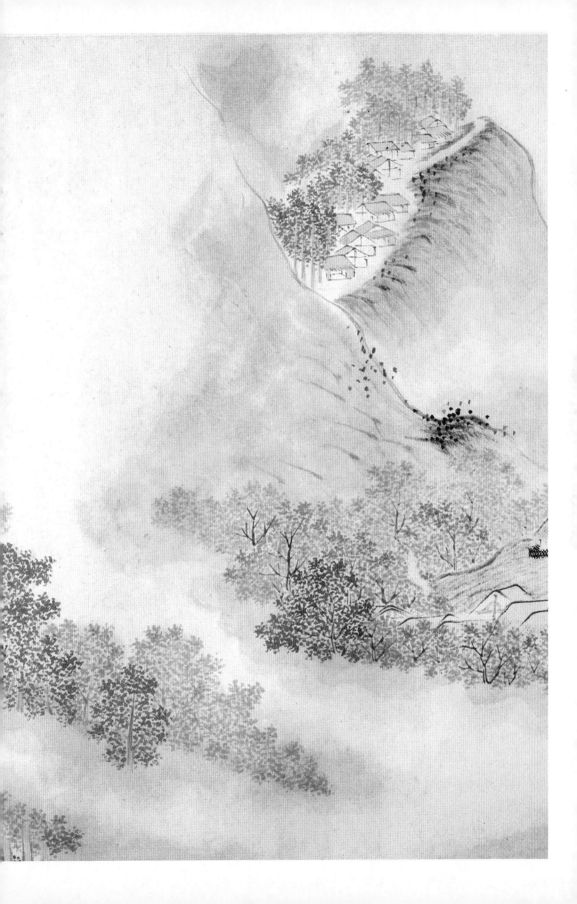

（三） 临床带教现场

水肿先开中，为下一步治疗创造条件

我们先回顾一下：上一次来诊也就是首诊，是 1 月 3 日，处方用的是广藿香、苍术、砂仁、陈皮、法半夏、白蔻仁、茯苓、南山楂、官桂、厚朴、生姜。——大家也许会问，那么浮肿的患者干吗不去利水？

首诊他来看病的时候，水肿不是一两天，是很长时间了，但不想吃东西的情况也很突出。按患者的自我感觉：排在第一位置的是水肿，排在第二位置的是不想吃东西、恶心想吐、腹胀，这就是关键之处。

为什么说是关键之处呢？

他现在的情况是水肿，蛋白流失，脾胃中焦也存在不化和阻滞。吃不了东西，后天就没有源泉，那么这个病就会越来越走向一个恶性循环。水肿肯定跟肾有关系，但是跟低蛋白也有关系。人不能吃东西，摄入少了，蛋白就越来越少，又漏出去，那么他的水肿只会越来越厉害。所以，我们先要把这个恶性循环阻断。

另外，《黄帝内经》中的十九病机提到"诸湿肿满，皆属于脾"，提示我们如果不把困在脾上的东西弄掉，这时候无论选择去开太阳，还是去温少阴，往往都达不到效果。

因此，我们第一步就先不去管他的水肿，不去马上利水，这时候往往也是利不出去的。而是先去拨开中焦。当把中焦打开了，使他慢慢能吃了，精神就会好一些，然后我们才有条件去温化少阴，去通他的气化，想办法使水能够出去。

所以我们第一张处方不去利水，而是去开他的中焦，先把升降的枢纽疏通。

今天第二诊，我们看到预期的目标基本达到了，他的胃开始开了，能够吃了，同时吃下去不那么胀，而且反胃恶心少了，他自己也认为胃口问题已经下降到第三位了。

一般而言，肾病患者在任何时候都要注意护好脾胃，护住中焦。因为先天已经有问题了，脾胃后天再一败，那就没机会了。

所以我们第一步为什么急着去开他的中，化他的浊，醒他的脾胃呢？就是先能吃再说下一步。患者本身就有大量的蛋白流失，我们再不去给他补充，那病情就将完全是一个负向的发展。如果连回到平衡上面来都做不到，就更不要说正向的回归了。

因此，治疗次第要尽量搞清楚，这样就会给后面的治疗创造条件。

逐步恢复气化和饮食，兼顾利水

现在到了第二诊，关键就是怎么去恢复他的气化，解决他的水肿。

患者的病情到了这一步，消肿不是那么容易的事，不要以为我这张方下去，"哗啦"一下水肿就消了，这是需要时间的，不能性急。

患者说按照他自己的体会，发病四年来，他的水肿跟这个白蛋白是紧密关联的，白蛋白增加一点，水肿就消退一点。如果白蛋白没有大幅度增加的话，这个水肿不可能完全解决。这也就是为什么我们第一步要调他胃口的原因，让他能够增加摄入，摄入增加了，白蛋白就会缓缓增加，否则他就会进入一个恶性循环。

跟消肿相比，他能吃饭，胃口好，在现阶段会更加重要一些。

这个患者在第二诊要用附子，可是第一诊就去用附子就不一定适合了。

【处方】

白顺片 60g（另包先煎 2 小时）　　　　　苍术 15g

砂仁 15g　　陈皮 15g　　桂枝 20g　　茯苓 20g

法半夏 20g　　紫菀 15g　　石菖蒲 20g　　泽泻 15g

南山楂 20g　　生姜 50g

7 剂，日 1 剂，水煎服。

这个处方，我开了7剂，患者最好是一天要吃1剂，可以把药汤浓缩一下。

这一次的方子里面我用了附片，严格来说患者的"中"实际上还没有完全打开，只是较前通畅了一些，这就给我们腾出一些工夫了。

照理说再吃半张方子后转方会更稳妥，但是考虑目前患者的病情，阴囊肿得很厉害，迫切希望尽快改善症状，那么还必须照顾到这一点，早一些去温肾、去化水。

患者的"中"有问题，我们用药上就要力畅轻灵，就是说能少一味药，就尽量少一味药。

处方里用到了紫菀和石菖蒲，这是两味疏导肺络的药，一方面是患者的气喘很重，也兼有咳嗽；另一方面肺为水之上源，具有通调水道、下输膀胱的作用，肺气不利，水液的宣通输布就会受到阻碍，这也是水肿很重要的一个原因。

利水方面就只加了一味泽泻，而且用量也不大。

处方原则上，我们主要是恢复他的气化，恢复他的饮食，让水肿慢慢消退。

另外，患者的这个毛病也跟他的情绪有关，我们能感受到他老是心烦，老是埋怨老伴。烦人伤肾，怨人伤脾，把先后天都给伤了。这个就不能光靠吃药了，还得安排一些自修的功课。

从这例肾病患者身上，我们希望大家能够感受到一些中医的思维方式，中医是怎么去看待问题，处理问题。是不是一看到小便少，一看到水肿，我们就赶紧去利水。西医已经用了很强的利尿药，为什么小便利不出来？为什么水肿还在继续进展？机体的关窍没有打开，气化没有恢复，水是利不出来的。这个时候就需要耐得住性子，轻轻拨，慢慢敲。

以前有不少人在微博上留言，要来找我看病，我反复说你们不要来，就在当地找一个大夫，这个大夫并不需要医术有多高明，只要能用中医的思维看病就行了。能够用比较纯粹的中医思维去看问题，去解决问题，通常都会获得比较好的疗效，而作为医者，也会获得比较快的成长。相信通过今天的这个案例，我们应该能够在这方面找到一些感受。

附子煎煮法

大家都知道，生附子是有毒的，我们现在使用的是已经经过加工的附子——白顺片。经过加工之后，它的毒性已经减弱了，但尽管如此，煎煮的时候还应该注意。

一般我们要求把附子先用清水浸泡 2 个小时，然后把水去掉，这样就不用担心它还有一些未净的杂质（如胆巴等）。这个时候就可以加水煎煮，水要一次性放够，水煮开之后开始计算时间，持续煎煮 2 个小时。注意这 2 个小时是不能间断的，经过持续高温煎煮，附子的毒性就降解了，附子就能成为安全的良药。这就是为什么附片要先煎的原因。

　　附片煎煮好了之后，就可以把其他的药都放入锅内一起继续熬，这个时候就跟之前的其他药的煎煮方法一样了。煎煮半个小时（煮开后算时）后，就把药汤倒出，然后再放水熬第二遍、第三遍，三遍的药汤混合起来分三次服。

　　如果煎煮附片时加水量你掌握不好，发现水少了，需要中间加水，那么一定要加开水，一定不能加冷水。

理法方药：从药退到『方』，由方退到『法』

（一） 病史简要回顾

- 陈某，女，49岁，2012年接诊。

- 主诉：月经紊乱7年，确诊子宫腺肌症1月余。

　　1999年诊断为子宫肌瘤，2005年后开始月经紊乱，月经量大，经常要吃止血药才能缓解。近1年月经出血量特别大，患者自述："就像水龙头拧开了一样，很吓人……没有特别痛，基本上除了出血多、有血块外没有什么疼痛感。"血色素下降到5.8g。春节前确诊子宫腺肌症，原计划手术摘除子宫，经我诊治后服用中药至今，疗效稳定，2月3日停经后未再来潮。偶有腰酸腰胀，有时颈项酸胀，纳尚可，无胃脘不适，入睡尚可，半夜醒后难再入睡，梦多。

（二）　补充诊断细节

刘力红：现在情况如何？

患　者：蛮好的，没有什么异常。偶尔有腰酸、腰胀。

刘力红：你原来有一段时间觉得眼睛发胀？

患　者：眼胀、眼涩，头有点痛，其他没什么。

刘力红：眼睛胀后已经调整过方子，之后情况怎么样？

患　者：没有了。

刘力红：饮食怎么样？

患　者：挺好。

刘力红：你仔细回忆一下，患病之前喜不喜欢吃凉的东西？也包括
　　　　　经期。

患　者：过去我喜欢吃冰冻的东西，经期也照吃不误。

刘力红：有没有头晕、头痛？

患　者：没有。

刘力红：脖子有没有什么不舒服的？

患　者：我原来得过颈椎增生，有时候感觉酸胀。

刘力红：胸部也不闷？胃也没什么不舒服的？

患　者： 没有。

刘力红： 肚子有不舒服吗？

患　者： 也没有。

刘力红： 入睡容易吗？梦多吗？

患　者： 睡眠不怎么好，半夜醒的话就睡不着。醒来后再睡就感觉
梦多。

刘力红： 大便呈条状吗？

患　者： 是的。

刘力红： 有白带等分泌物吗？

患　者： 没有。

刘力红： 平常也没有？

患　者： 平常也没有。

刘力红： 这样就比较理想了。停经多长时间了？

患　者： 2月3日就停了。

刘力红： 现在没有再吃凉东西了吧？

患　者： 不敢吃了。

舌象：舌质淡，中根偏厚腻。
脉象：脉沉，右脉沉取略紧。

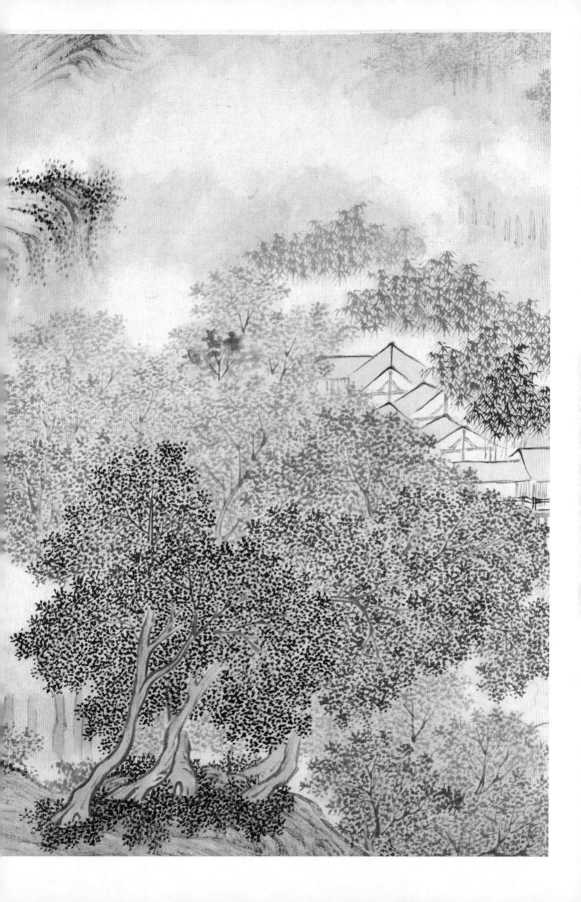

（三） 临床带教现场

我先给大家报告一下陈女士的病情和治疗经过。

她跟我有很重要的因缘，《思考中医》这本书的责任编辑是龙子仲先生，是一位非常了不起的编辑，但是不幸英年早逝了，而陈女士就是龙编辑的亲戚。她被西医诊断为子宫腺肌症，中医认为属于崩证，近一年出血量比较多，用她自己的话说"就像水龙头拧开了一样，很吓人"。

因为长时间大量出血，血色素已经下降到 5.8g，贫血很严重，所以她实在受不了，在春节前再次大出血后就决定要手术，想把子宫拿掉。

因为当时恰逢过年，就安排了大年初七去医院做手术，这就有了一个时间差，给了我一个机会。我刚好是阴历腊月二十八到医院探望，当时西医已经把最好的治疗手段都用上了，出血量已经不如之前大，但还是在流血。我就建议："反正还没有到手术的时间，可以尝试一下中药治疗。"患者同意了。

经过了解，发现她过去喜欢吃冰冻的东西，经期也照吃不误，这是现代社会很重要的一个大问题。各位做医生的一定要告诉大家，尤其是有女儿的人。要懂得在经期机体是开放的，开了就不要去闭塞。所有导致机体气机闭塞的因素中最重要的是什么呢？是寒。气机闭塞了，身体正常的机能就会受到影响，太多的妇科疾病就是这么产生的。临床上看到很多女孩子，身体糟糕得一塌糊涂，就是因为忽视这个常识导致的。

长期的寒凝血瘀，子宫内膜就会发生硬化，失去正常的收缩功能，这是造成子宫腺肌症，出现血崩的重要原因。不过她的子宫腺肌症没有特别痛，只是单纯失血过多。太多的腺肌症是有疼痛的，甚至是痛得死去活来，而痛跟寒更有直接关系。

崩漏忌盲目收涩止血，止血易留瘀

当时陈女士已经出了一个多月的血，基本上她除了出血多、有血块外没有什么疼痛感。

我给她开了两个方子，两个处方都没有留底。第一个方子，大概就是桂枝法，药物包括桂枝、小茴香、生蒲黄等，还加上了很少量的附子。意思就是去温畅，尽管她流血很久，我依然没有去止涩，还是要先温畅，把她余下的瘀血清理掉。她吃了几剂之后，才转到第二个方子。第二个方子具体是这样的。

【处方】

白顺片 60g（另包先煎 2 小时）　　　　　　生白术 15g

黄芪 30g　　　党参 30g　　　炙升麻 15g　　　炒蒲黄 15g

炒杜仲 20g　　炮姜炭 50g　　小茴香 20g（炒）　炙甘草 6g

3 剂，日 1 剂，水煎服。

　　这个方子，她抓了 3 剂，吃了两剂，持续一个多月的崩漏就这样结束了。

　　为什么我在第一个方子里就用上了附片？

　　一般情况下是很少这样开药的。因为她流血时间很长，情况比较特殊，需要用点附片去固护她的阳气，畅一畅，固一固。血液能够在血脉中流行，靠的是什么？"阳者，卫外而为固也"，阳气不仅可以卫固体表，也能卫固血脉。尤其是这一类疾病，就是因为久寒阳气大伤，血脉得不到卫固导致的，所以大家不要一门心思想着去凉血止血。

　　一般情况下，经期不要轻易地用止血，为什么说经期不宜轻易地去止、去涩呢？

　　因为经期正常的生理是通、是畅，有些时候看起来是出现崩漏了，是通得太过了，所以很自然地就会用止涩的方法。但其实这个崩漏的出现很多时候并非通得太过了，而是瘀滞一次次都没有清理干净，瘀血留滞，血自然就难以归经，从而或崩或漏。——因此，尽管病患已经崩漏了，我们反而会适当地去化瘀消滞，瘀滞没有了，崩漏的治疗才会彻底，才不会反反复复。所以第一个方子为什么还用桂枝法？出了那么久的血为什么还要继续温通？道理就在这里。

那么怎么判断患者还有瘀滞呢？按照卢师的教导，只要腹部还有不舒服，比如还有疼痛，还有血块，都有可能是瘀滞的表现。

我们继续看第二个方子，方子里面除了用附片、白术、黄芪、党参、杜仲、升麻、炮姜炭，以补中益气、温脾升提、调理冲带外，还继续用了小茴香，在上面这些药的基础上进一步去温畅胞宫，去温肝暖脾，使脾能统血，肝能藏血。升麻这味药既可升清，又能降浊，于升降往来之间，又起到调节中土的作用。

经期宜温畅，祛瘀方能生新

从西医病理学的角度来说，子宫腺肌症的子宫内膜并不像正常子宫内膜那么柔顺，它比较硬，清宫的时候也不那么容易刮除。这说明什么呢？

说明子宫内膜处在一种"强"的状态，处在"强"的状态，弹性就会不足，血管收缩就会受到影响，所以这类的崩漏出血就很难自行收止。

"强"在太阳病的提纲条文里说过了，它其实就是因寒而起的一种太阳病的常态。要想解决它，就必须温化它，寒得温化，"强"才能消除，子宫内膜的柔顺才能得以恢复，这是我们的治疗原则。

所以复诊的基本路子就是以四逆法和温经汤打底。大家知道，温经汤是《金匮要略》里面的一首名方，这个方很珍贵、很难得，尤其善于治疗围绝经期的妇人崩漏。《金匮要略·妇人杂病脉证并治第二十二》载："问曰：妇人年五十所，病下利，数十日不止，暮即发热，少腹里急，腹满，手掌烦热，唇口干燥，何也？师曰：此病属带下，何以故？曾经半产，瘀血在少腹不去。何以知之？其证唇口干燥，故知之。当以温经汤主之。"上述条文讲的是带下病，在《金匮要略》这个系统里面，妇人的带下包括很多问题，不仅仅是指白带异常，崩漏也包括在里面，带脉失调，失去约束的功能，便会发生崩带诸证。

温经汤的君药是吴茱萸，要用到三两，这味药气味浓烈，不太好吃。这个方子的主要意趣就是温畅胞宫、温畅经血，在座就有一位同仁15年前曾经发生过崩证，吃过我开的温经汤。至今我还记得她形容这个方子的效果，她说血崩发作时就像水龙头开得很大，哗哗地往下流。当把温经汤吃下去之后，就好像把水龙头一下子关掉一样，效果就这么快。

如果纯用止血的思路，那就会像鲧治水患那样，最后反而导致洪水更加泛滥。纯用止的方法，即使这次止住了，你能保住下一次吗？要知道，止一次就会留一次瘀，而瘀血不去，血怎么能归经呢？下次的崩往往会更厉害。反过来我们看大禹治水，用的就是疏浚的方法，而温经汤的立意就很有大禹治水的味道。我们看方子里的当归、川芎、丹皮、芍药都具有活血的作用，而吴茱萸、桂枝更是温通疏浚，几乎没用一味止血的药。当然阿胶可以止血，但我们认为阿胶在这里更多的是为了养血，阿胶珠才是止血。

患者陈女士有受寒的历史，既往她喜欢吃冰的东西，经期亦不回避，这更告诉我们她的寒积得很深，属于陈寒痼冷。所以，后面的治疗我一直采用温经汤打底，加了75g的附片。同时去掉了方中的白芍、麦冬和丹皮，把寒凉的成分去掉了。

官桂和桂枝的区别

上面的方子连吃了四五剂，她出现了一个新情况，就是"眼睛发胀，腰有些酸"。为什么会出现这个情况呢？

我当时发现我把温经汤里的桂枝改成官桂了。相较而言，桂枝偏于走表，官桂偏于温里，桂枝偏走，官桂偏守，因为温化里寒的心太切了，所以就把桂枝改成了官桂。

那为什么用药后眼睛会发胀呢？因为我们给她用了附片，当附片把阳气鼓荡起来之后，它就更需要内外道路的通畅，如果这个时候道路不够畅通，就会发生诸如眼睛发胀一类的情况。此时我们最好不要去清肝明目，就把官桂改回桂枝，稍稍增加一些通的力量，就能解决眼胀的问题。

只是当时的我还不那么完全自信，又用回了一点原方的丹皮、麦冬，现在想来，麦冬、丹皮完全不用，也是可以的。

也就稍微做了上面的调整，吃了两三剂，她眼胀的问题就解决了。

那你们也许会问，如果不做改动，情况又会怎么样呢？

如果完全不做调整，我想问题也不大，但可能就得多吃几剂，另外患者也要多受几日眼胀之苦。

临床就是这么细微，于事上要多累积经验，于理上要不断加深认识，最终达到理事圆融。

守方变方不失法度

到现在为止已经一个多月了，患者的身体都很平稳，没有任何异常，用她自己的话来讲，已经安全着陆了，这也是我们希望的结果。相信通过我们后面的治疗，这一愿望是可以达成的，另外从她的脉象上看，也完全符合我们的判断。

总之，在治疗上我们要坚持两点，第一是要温畅；第二是不要留瘀。

治疗一个月之后，患者近一年月经出血量特别大的情况得以根本性好转。时为仲春时节。

再诊脉舌：从脉象上看，虽然有沉象，但还是比较调和，右脉沉取略紧。舌苔白，中根偏厚腻。

从舌苔的情况看，脾湿有点起来了，所以现在我们要去处理一下这个问题。

【处方】

桂枝尖 15g　　苍术 15g　　陈皮 15g　　　法半夏 20g

朱茯神 15g　　南山楂 20g　小茴香 20g（炒）　杜仲 20g

生姜 30g　　　炙甘草 6g

7 剂，日 1 剂，水煎服。

现在我们处在什么时节？对，仲春，是肝木所主的时节。肝木跟女性有很大的关联，肝主藏血，在古人那里，甚至有"女子以肝为先天"的说法。因此，对于女性的调理，更要应这个时节。

怎么应呢？就是要保持肝气的温畅与条达，肝气温畅条达，湿便会自然地化除。

今天的方子里，桂枝与小茴香都是能温畅肝气的，二陈可以化湿浊，吃完 7 剂，这方面的问题应该就解决了。

临证抓病机，药味能少则少

以上就这例崩漏患者的整个治疗过程以及治疗思路，向大家做了大致的介绍。从这个过程大家可以看到，我们没有走"对病欲愈"的路，更没有要用哪个方子去把她的血止住。虽然我们用了温经汤，但用它的着眼点是去抓病机。

尽管我们认识病机的水平还有限，但是我们一直在朝着这个方向努力。"临证察机，使药要和"，这便保证了我们在临证的这条路上，至少是往上工的方向在迈进。所以我们脑子里没有要用哪个方子去治疗她，始终没有这样的概念。

我们今天开的方，目的就是应这个时节，应这个春气，让肝气条达一些，那么肝就能够去疏土，土气畅旺，脾就能够统血，这样对她会更有利。

从理、法、方、药四个层面看，我们已经从药退到方，由方退到法了。我们是在法这个层面看病，还远没有达到理的层面，等真正到了理的层面，那就能做到像钦安先生讲的"信手拈来一二味，无不是妙法良方"。

今天，患者还讲到最近脖子有点不舒服。这也属于太阳的问题。

那是否要在方里面加一味葛根呢？

其实可以不加，有桂枝就行了。

临床上能够少用一味药，最好就不多用一味，这个是原则。

以我们目前的水平，无论是对药物的认识还是对脉象的把握，都还很难做到精准，还不能像我师父那样丝丝入扣。如果多用了一味药，它可能有正向的作用，但也可能带来一些负面的牵扯。

因此在把握不准的时候，我们宁可少用一味，看病用药可不是韩信点兵，能够少一点尽量少一点。

　　临证的过程，每一步都要根据脉证去决定下一步该怎么走，始终坚守"观其脉证，知犯何逆，随证治之"的诊治原则。希望通过这个案例，大家能慢慢培养起这个习惯。

近处入手：这是反复强调的先后次第

一 病史简要回顾

- 朱某，女，73 岁，2012 年接诊。

- 主诉：反复咳嗽咳痰 4 年余。

2008 年开始出现反复低热，伴有咳嗽，在某医院住院治疗，诊断考虑结核病，但直到出院也没有查出结核杆菌。2011 年 9 月从九寨沟旅游回来后，体质渐差，精力不够，反复感冒，咳嗽咳痰，严重时甚至一入睡就感觉自己快不行了，皮肤容易过敏发红，有比较严重的荨麻疹。既往血压 90/60mmHg，近期血压升高，收缩压可达 150mmHg。既往食欲较差，餐后容易腹胀，自行推腹后腹胀缓解，但食欲未能改善，食稍不慎即易烧心。长期睡眠不好，入睡困难。10 多年前曾患甲亢，目前已治愈。

☱ 补充诊断细节

刘力红： 目前主要有什么不舒服？

患　者： 现在最大的问题就是食欲不好，吃得不多，以前腹胀，我自己推肚子以后，现在不胀了。

刘力红： 头痛吗？

患　者： 不痛，有时候有点晕。

刘力红： 脖子痛吗？

患　者： 痛，有时候活动一下就好一点。

刘力红： 胸闷吗？

患　者： 有一点点，不是经常的。心脏检查没有发现什么问题，有点轻度的脂肪肝。

刘力红： 没有恶心吗？

患　者： 有时也有点，但是不严重。好像看到吃的东西就觉得不对劲，前一阵孩子给我买韩国高丽参，吃了后不舒服，感觉恶心。

刘力红： 嘴巴有什么味道吗？口干口苦不？

患　者： 偶尔有口苦。

刘力红: 肠胃有什么不舒服?

患　者: 我胃不太好,有时候感觉烧心,以前做过几次胃镜,有点胃炎。

刘力红: 肚子有不舒服吗?

患　者: 以前胀肚,现在不胀了。大便每天 2～3 次,质量还可以,成形,不是乱糟糟的。

刘力红: 小便怎么样?

患　者: 都还好。

刘力红: 腰背腿脚怎么样?

患　者: 还可以,右腿有时候痛。

刘力红: 血压高多长时间了?吃什么药了吗?

患　者: 时间不长,就这几个月。2008 年我生病住院的时候高,后来就好了,也没吃药。

刘力红: 情绪方面有没有问题?

患　者: 容易激动,跟家人生气,此次发病跟情绪关系很大。

刘力红: 最近有没有咳嗽?还厉害不?

患　者: 有咳嗽,但没之前那么严重。以前稍微受寒就咳嗽。

刘力红: 鼻子塞吗?

患　者: 塞。

刘力红: 有痰吗?

患　者: 现在白痰多,黄痰少。尤其前段时间痰比较黄,这段时间痰少了一些,但是还有一点黄。

刘力红： 还有黄痰？痰容易咳出来吗？

患　者： 有点黄痰，没有之前多，痰里面带着小气泡。我是慢性咽
炎，痰有时候不容易出来。

脉诊：患者有脉紧，轻取的时候脉紧。双手的脉都比较紧，紧中带
劲。除了紧之外，肺脉还不流畅。
望诊：患者的脸是比较红的。

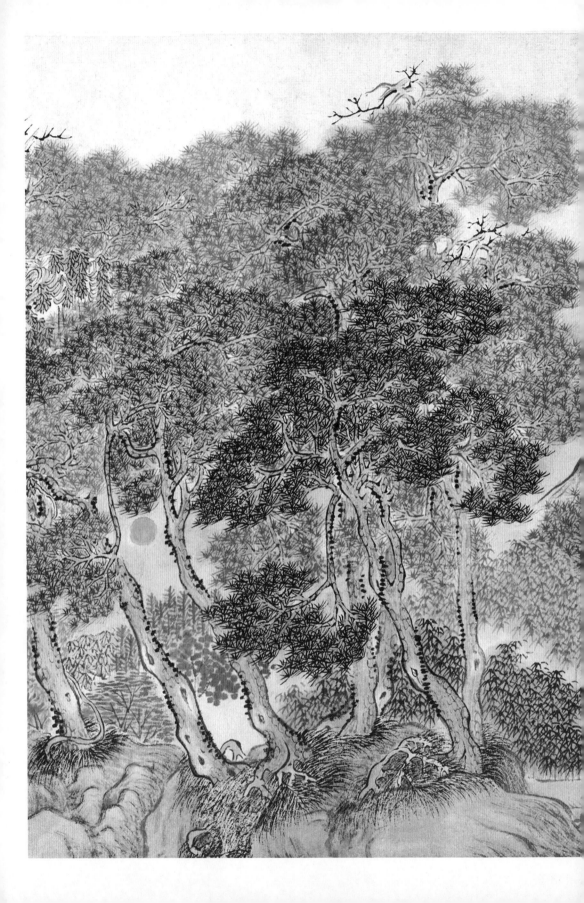

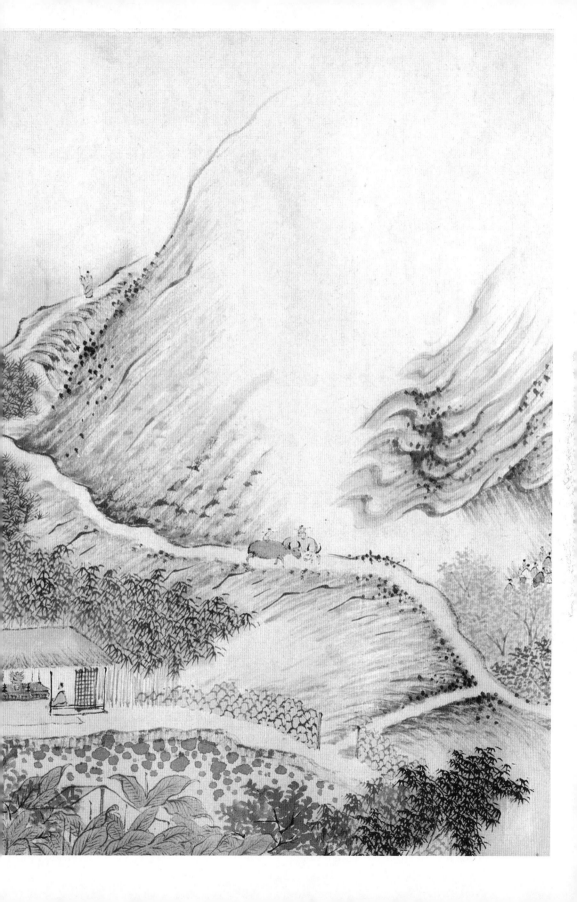

（三） 临床带教现场

临证时需要如理思考，遵循先后次第

今天患者的主诉比较简单，因为时间的关系，我们没有去追问她更详细的病史。

我们对病史的挖掘，未必初诊就能做到非常完整，我们也不要期盼一次就对自己接诊的患者具备很深入、很全面的了解，这个不太现实。也许我们通过多次的诊疗，突然间就会发现一些新的问题。

总体上看，患者 2008 年因为发热、咳嗽入院治疗，然后去年到九寨沟旅游后，反复咳嗽咳痰至今。从脉象上看，双手的脉都比较紧，紧中带劲，让人感觉就是一个动脉硬化的脉。除了紧之外，肺脉还不流畅。

我们细致一点去思考她的病史，旅游是一件比较辛苦的事情，再加上九寨沟处于高原，如果是到黄龙，那海拔有 3000 多米。气候高寒，很可能当时肺就受寒了，这是很重要的病情隐患。

高原容易缺氧，氧气是什么？从中医的角度看，氧气就是阳气，因此，缺氧实际上就是缺阳气。阳气不足，当然就更易于感寒，以致旅行回来后，体质变差，精力不够，出现反复感冒咳嗽，严重时甚至一入睡就感觉自己快不行了，也就不足为怪了。

其他方面，还有比较严重的荨麻疹，另外就是两个老问题，一是睡眠不好，入睡困难；另一个是脾胃不好，食欲较差，饮食稍有不对就会烧心。吃了高丽参后更不舒服，有恶心的感觉。

根据上述情况，大家说该怎么下手呢？

有人说她偶尔口苦，要从治少阳开始；也有人说她有烧心的症状，先要治阳明。像这样一位老人，六经都有问题亦不足为奇。那我们由何处入手呢？

要从近处入手，这就是我们反复强调的先后次第。"千里之行，始于足下"，当第一步没有完成，是很难走到第二步的。

如果不按次第进行，对于咳嗽，我们就要宣肺止咳；口苦，就可能弄一个小柴胡；烧心了，我们又会去治烧心；她还有失眠，我们又给她安神，用酸枣仁汤或者朱砂安神丸；她还有荨麻疹……所以这个方子就越来越大了。作为医生，我们在不知不觉间就沿着"对病欲愈，执方愈加"这条路走进去了，这是一个很容易入的陷阱。

我们必须提起正念，提起做上工和伤寒六经的正念，打开我们的眼目，先从近处下手，遵循由表及里的策略。

中医临证中的重要一课——当下之治

从六经的角度，患者最近的问题是什么呢？是太阳。

因为患者有脉紧，轻取的时候脉紧。

另外，稍微受寒就咳嗽，从脏腑来讲是肺气不畅，而肺主皮毛，跟太阳是一个系统，所以肺的问题大部分都表现在太阳这个系统。

荨麻疹的病位在皮肤，也是肺和太阳的问题。

综合起来，现在离我们最近的就是肺和太阳的问题。

临证治病既要讲标本，也要分先后，老的问题可以先不管它。机体是一个相互影响的复杂巨系统，尤其太阳这个系统，它不仅主表，同时也跟脏腑相连。一旦将太阳拨开，很多时候真可以触一发而动万机，机体的整个系统有可能就会重新调整、重新组合、重新排序，以一个新的面貌呈现给你。所以再复杂的情况，哪怕后面跟着一大堆问题，都不会困扰你。

庖丁解牛，目无全牛，这样你就会很清晰，因为你很清楚当下应该解决什么问题。而且当下的这个处方下去以后，问题解决了没有，你也很清楚，还需不需要调整，你会心中有数，因为马上就能够验证。

你想把整栋楼都端起来，那是不容易做到的，但如果你先把能搬动的东西搬下去，马上就会见到成效。患者心里面也觉得高兴，因为见到成效了，这样就会对你有信心。

实际上，我认为这是做医生很需要上的一课。临床上没有经过娴熟的训练，不一定能感受到这一点，书本上往往没有这些东西。

拨动太阳，升降相因

我们治疗要分层次，先处理太阳，太阳一拨开，肺的宣发功能就会得到改善，而肺能宣发，肃降自然也会受到影响。肺所主的肃降，也能够帮助阳气收降，这就可以影响到睡眠。所以随着肺络的调畅，你不去管她的睡眠，她的睡眠也会自然得到改善。

我平时出门诊时就有一个很常见的现象，往往患者第一次复诊时开口跟我说的第一句话就是：刘医生，吃了你开的药，我的睡眠好多了。可是回看一下处方，方子里面并没有用到帮助睡眠的安神药，那为什么睡眠又着着实实地改善了呢？

这就在于升降相因，开合相因。睡眠看起来是降的事，是合的事，但有些时候不能降或不能合是由不能升或不能开引起的，所以看上去你是去升、去开，它反而能降、能合了。这也是临证的微妙之处。

本案除了肺和太阳的问题，还有哪些问题呢？

她的脸是比较红的，阳明主面；另外考虑到她的痰，尤其前段时间痰比较黄，这段时间痰少了一些，但是还有一点黄，已有阳明热象。

所以，既需要温通宣发、解表散寒，也需要稍稍兼顾清热。

我们现在来给她处方。

【处方】

紫菀 15g	苍术 15g	石菖蒲 20g	陈皮 15g
法半夏 20g	朱茯神 15g	南山楂 20g	黄芩 15g
白芷 15g	浙贝母 15g	桔梗 15g	杏仁 15g
炙甘草 5g	生姜 15g		

7 剂，日 1 剂，水煎服。

现在的处理就是疏通她的肺络，先宣畅她的肺气，所以我们用了紫菀，也用了苍术。苍术是一味非常好的药，闻起来很辛香，辛香的苍术具有发表开太阳的作用，同时对脾胃也有很好的固护作用，还能够化湿浊。

方子里面有二陈汤，大家应该很熟悉了，可以入脾肺，化痰湿。

为什么要用一点黄芩和浙贝母呢？因为寒郁久了就化热，前面讲过她已经有化热的迹象了。阳明主面，她的脸是比较红的；另外考虑到她的痰，尤其前段时间痰比较黄，这段时间痰少了一些，但是还有一点黄，所以要稍微清一下。

我们是在温通的基础上去清，温通是主要的，比如白芷、苍术、陈皮、生姜等都是温性的，都是温通的，所以丝毫不会影响我们去宣发，去散她的肺寒。

为什么要在温通的基础上去清肺热呢？因为这里的肺热是寒闭引起的，就等于门窗都关起来了，如果室内的人多，室温很快就会升起来。这样的热不需要你去用什么特别的降温方法，打开门窗，热自然就散掉了。换成中医的方法，那就是解表，就是温通，在这个基础上稍稍兼顾一下标热就可以了。

如果这个方子对路，肺络得到宣畅，肺窍一定程度地打开，那么咳嗽和鼻塞等都应该缓解，然后我们再看下一步。

当医生一定要做主人公

如果肺的问题慢慢地舒缓了，我们就可以腾出手脚来，去解决她的荨麻疹问题。我们前面的这一步肯定对后一步是有影响的，有帮助的，但是你不要想在这一步里面就同时走出几步来，得一步步地往下走，临床治病就是这样。

所以就算再复杂的病在你眼中，因为你按照表里的次第去走了，也就变得不复杂了。当想要一口吃掉它的时候，你就觉得很复杂，而且无处下手，最后只能弄一个大杂烩的方子：是怎么治好这个阿姨？你不太明白。要是治不好，你就更不明白问题出在哪儿了。

临证中我们按次第走，没有效你知道问题可能出在哪里，下一次你可以做补救和调整，如果有效你就更清楚如何往下走了。因为你有次第，你的针对性强，你会发现疾病在按照你所给出的方向变化，这也是卢师一再强调的，当医生一定要做主人公。

如果你发现病情的走向是由你来安排的，慢慢地我们临床的感觉和信心就会产生出来。反之，我们就会被患者牵着走，就会一塌糊涂。

"诸气膹郁，皆属于肺"，这里还要跟阿姨（患者）说一句，肺的问题跟情绪不好很有关系，所以老人家情绪要开朗一些，老夫老妻一辈子了，有磕碰是很正常的，要互相包容。

层层递进：
明白当下该干什么，预见下一步能干什么

一　病史简要回顾

● 　潘某，女，43岁，2012年接诊。

● 　西医诊断：慢性胃病。

　　反复胃脘疼痛近30年。既往有慢性鼻窦炎、耳鸣及痔疮病史。患者述从30年前读中学开始就有胃病，经常胃脘疼痛，至今未愈，近10余年出现两侧胁肋部胀痛，纳尚可，伴有烧心，偶尔泛酸，形体较前肥胖，有疲劳感，大便日一行，先硬后溏，睡眠欠佳，多梦。近3年又出现耳鸣，有时候还出现脑鸣，发作时头脑空白，记忆力减退。同时月经量开始减少，经行时伴有腹胀、瘀块。反复晨起打喷嚏、流鼻涕，整个后背比较沉重和沉滞，项背酸累，肩胛沉重，稍微受风或者休息不好就会头痛，痛处从头部的两侧连到眉眼。冬天冷时容易手脚发凉、肢体麻木，左侧腰、足尤甚。有时胸闷、心悸、气短，短期服用过逍遥丸和知柏地黄丸。

（二） 补充诊断细节

刘力红： 你的胃痛有 30 年了，现在还痛吗？

患　者： 偶尔有。如果吃的东西不对，会感觉烧心。

刘力红： 有反酸吗？

患　者： 很少。偶尔有。

刘力红： 胁痛还有吗？

患　者： 吃不好了容易有，按压会感觉胀。

刘力红： 现在最突出的一个症状就是流鼻涕？

患　者： 是，每天早上起床后两三个小时内都在流。3 年来我做了
三九灸、三伏灸、穴位埋线等，流清涕的情况稍微好一些。

刘力红： 有头痛吗？具体是哪里痛呢？

患　者： 睡不好觉了，或者受凉了，就容易痛。一般都是半边头痛，
痛感连到眼睛。

刘力红： 头晕吗？

患　者： 今天没有。

刘力红： 脖子怎么样？

患　者： 容易累。

刘力红： 后背也容易累？

患　者： 是的。

刘力红： 肚子怎么样？

患　者： 来月经的时候肚子胀。

刘力红： 月经量如何？

患　者： 量少，一般 5 ～ 7 天结束。

刘力红： 这次的月经怎么样？

患　者： 比前两次量少。

刘力红： 通畅度呢？

患　者： 前两天不通畅。

刘力红： 出汗情况怎么样？

患　者： 汗不多，体温正常。

舌象：舌质淡，苔比较薄。

脉象：肺脉稍微有一点紧象。

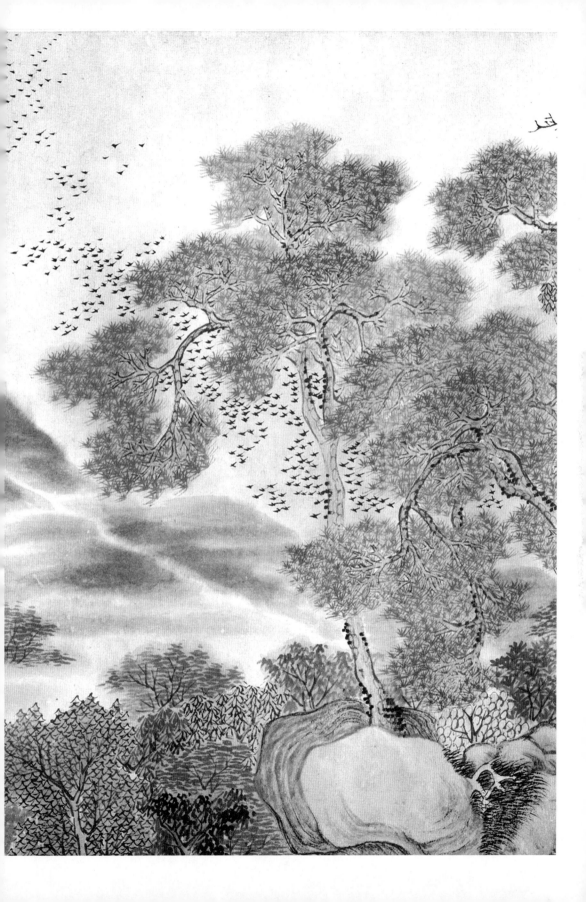

三 临床带教现场

临证时如何理清头绪：“知所先后，则近道矣”

临床上，如果我们觉得患者的病情很复杂，这是因为我们没有理出头绪来。头绪不清，病情就会显得复杂，以至于我们无从下手。如果我们把病情理一理，理出头绪了，知道哪些事该先处理，哪些事该后处理，这时的病就变得简单了，所谓知所先后，则近道矣。

比如说本例：

患者有胃痛，这就涉及阳明。

头痛是从两侧连到眉眼，也涉及少阳、阳明，可能还有太阳。

同时，她的月经也有问题，记忆力下降，各方面衰老的征象出来了，说明三阴也是有问题的。

那么我们该从哪里下手呢？

当下还是要先从太阳入手，因为她的表证还是很明显的。

当然她的表证并不是表现在典型的发热恶寒上，脉上也没有明显的浮象，只是肺脉稍微有一点紧，说明肺上有寒，肺窍不通，所以她会打喷嚏流清涕。

肺主皮毛，皮毛亦为太阳所主，所以目前她的太阳问题是离我们最近的，是首先需要处理的问题。因为太阳不解，肺窍没有打开，其他问题也是不容易解决的。

《素问·阴阳应象大论》里面讲得很清楚："故善治者治皮毛，其次治肌肤，其次治筋脉，其次治六腑，其次治五脏。治五脏者，半死半生也。"为什么一到临床上，我们就拿捏不住了呢？这就说明对于经典，我们可能没有真正入到心里面去，还没有真正地当一回事，所以一遇到患者，我们就不知道应该哪一个先，哪一个后，这其实是很多人临床上最感到困难的地方。

当我们如上面这样理一理之后，自然就知道该要先处理皮毛了。接下来再根据皮毛开解的程度往下走，步步为营，这就是中医的治疗。

如果我们一开始就在讨论这个病是用逍遥丸还是知柏地黄丸，那就说明你还没有完全明白中医，至少意识上还没有在这个层面。希望通过这次课程，大家不会再问类似的问题，我们要问的应该是当下我该干什么，这才是最重要的。在明白当下该干什么之后，又能预见到下一步能干什么，那就可以了。如果我们还能看到三四步，甚至更多步，这个水平就很不错了。

治疗要心无旁骛，坚持按照次第用药

那我们就先去解决患者太阳的问题，去宣通肺窍、温肺散寒。

而在这个过程中，始终要固护中土，固护脾胃，因为她有一个脾胃的问题，脾胃是她几十年的本病。后天有问题，后天不足，对先天的助养也就不够，就慢慢地出现了记忆力衰退、精力不足等问题。

【处方】

桂枝尖 20g	苍术 15g	白芷 15g	陈皮 15g
法半夏 20g	朱茯神 15g	南山楂 20g	石菖蒲 20g
苍耳子 15g	辛夷花 15g	炙甘草 6g	生姜 30g

7 剂，日 1 剂，水煎服。

有人问胁痛是什么原因？

简单地说是肝脾不调，肝脾上有郁滞。患者长期胃病，一方面说明土系统有问题，另一方面木系统也会存在郁滞，存在不调。从六经来讲，就是少阳有问题，但是处理肝脾不调或者少阳是后一步的事情，不是当务之急。

现在的处理方向是走表，如果又加了疏利肝胆方面的药物，就会削弱太阳走表的作用。所以我们要尽量避免大杂烩，把所有的因素都放在一个方里面。比如说，现在你一门心思是想往上走的，突然有个人要你往左或者往右，那么你往上走的精力就势必会分散。

我们临床上为什么疗效经常会出不来，好像很多目标都达不到，就是因为你这也想顾那也想顾，最后就什么都顾不到了。同时这也说明了在治疗的次第上，我们没有真正理出头绪来。

有人问生姜是否能改用煨姜？

以目前的情况看，还是用生姜为宜，如果用煨姜，走表的力量或者说开肺窍的力量就显得不够了。我们现在就按照《伤寒论》先表后里的原则，先用桂枝法治皮毛、通肺窍。当肺窍打开，皮毛温暖之后，身体一定会有改变，往往这个改变是我们想象不到的。

有人在问病患痔疮的问题。

其实痔疮跟大肠有关系，而肺与大肠相表里，所以跟肺也有关联，当上面的肺窍宣通之后，下面的痔疮往往也会受益。

有人又问月经的问题。

患者除了服药，在每次经期还应加强自身的调摄，生活中要注意保暖，忌食生冷。比如说开摩托车上下班，要把头盔戴好，最好系上围巾。前面曾经讲过，月经期最关键的就是保持它的温暖和通畅，不要有瘀积。

这次我们开启了温畅的方法，患者下次来月经瘀块就会少一些，而且全身的沉滞感也会减少，如果能够这样，那就说明太阳已经动起来了。

患者的问题已经存在这么长时间，显然不是 7 剂药就能解决的。

但是每一次用药都应该有动静，有变化，我们再根据这个变化一步步地往下走，治疗的思路就是这样。所以一定不要急于求成，所有的问题想一次性解决是不现实的，这是我们临证中太容易犯的错误。

证是机体的语言，一定要读懂它

我们一再讲，机体这个系统往往是触一发而动万机的，当皮毛的问题解决了之后，机体就会重新调整，呈现出新的面貌，而这个新的面貌是什么？谁也不知道。所以我们得时刻记住"观其脉证，知犯何逆，随证治之"。

卢师一直强调跟师的重要性，为什么呢？因为临证的事很难完全写在一张纸上。临证是千变万化的，在变化中如何进退？如何出入？这是医者需要的基本素养，也是考量医者是否真正领悟医理的关键之处。我们经常说，中医是治病的人，西医是治人的病，或者说西医治标，中医治本。其实这都是很笼统的说法，真正做到治人治本并非易事。我们在临床上看到的，或者自身经历的，大都还停留在治病上，治标上。怎样才叫治本？怎样才叫治人？是可以从临证遣方用药的进退出入中清晰地写照出来，这也正是跟师的意义所在。

我们看师父怎么处理问题，尤其在病情有变化的时候师父怎么遣方用药，这个过程也就对照出我们的差距，这是一个太重要的问题。一般情况下，我们都应该按照次第走，当表的问题解决了，再去解决下一个问题，这样就离里更近了一步，然后层层递进，最后就走到所谓的"极"上去了。

为什么我们要谈"建极""立极""守极"？极是在人上安立的，而不是在病上安立的，有了这个观念，才有可能谈治人的问题。而我们用附子也是在这个层面上用，也只有在这个层面上用附子，我们谈扶阳才能扶到点子上。

辨证论治是中医的两大基本特点之一：一方面辨证是为了求因，然后在因上去论治；另一方面我们是透过证去读懂机体，去了解机体的意图是什么。从这个角度讲，证其实是机体的一种语言，大家想一想咳嗽的过程，人为什么要咳嗽？一定是肺这个系统被闭住了，闭住了它就需要打开，就需要拼命地往外走，往外挣扎，大家可以感受一下咳嗽，是不是就这么一个过程。明白了这个道理，明白了机体的这个需求，我们需要做的就是顺应这个需求，给予这个需求，这就叫"随证治之"。为什么我们强调咳嗽不能止，你只能去疏导这个闭郁？因为肺的闭郁疏导开了，它自然就不挣扎了，也就不咳了。你如果去止，不去疏导这个闭郁，那它就有可能慢慢地郁成慢支，郁成肺气肿了。理解了咳嗽就是肺在求助，也就理解了一个个的证其实都是机体的语言，透过这些语言弄清机体想干什么，需要什么，然后顺着这个需要去提供帮助，这就是我们医者所干的事情，这也就是"观其脉证，知犯何逆，随证治之"。